Die Pille für den Mann und die Vasektomie in der Medizin

Mabuse-Verlag

Wissenschaft 33

Für Margrit und Werner,
Rosa-Maria und Arno

Dr. med. Michael Bohne, Facharzt für Psychiatrie und Psychotherapie, ist renommierter Auftritts-Coach für Opernsänger und klassische Musiker. Er ist einer der bedeutendsten Vertreter der Klopftechniken in Deutschland und hat diese entmystifiziert und prozessorientiert weiterentwickelt, sowie mit psychodynamisch-hypno-systemischem Wissen kombiniert. Er ist Autor und Herausgeber zahlreicher Bücher über Auftrittsoptimierung, Klopftechniken und PEP.

Michael Bohne

Die Pille für den Mann und die Vasektomie in der Medizin

Mabuse-Verlag
Frankfurt am Main

Bibliografische Information der Deutschen Nationalbibliothek

Die Deutsche Nationalbibliothek verzeichnet diese Publikation in der Deutschen Nationalbibliografie; detaillierte bibliografische Daten sind im Internet über http://dnb.dnb.de abrufbar.

Informationen zu unserem gesamten Programm, unseren AutorInnen und zum Verlag finden Sie unter: www.mabuse-verlag.de.

Wenn Sie unseren Newsletter zu aktuellen Neuerscheinungen und anderen Neuigkeiten abonnieren möchten, schicken Sie einfach eine E-Mail mit dem Vermerk „Newsletter“ an: online@mabuse-verlag.de.

Unveränderter Nachdruck 2017

Kasseler Str. 1 a
60486 Frankfurt am Main
Tel.: 069 – 70 79 96-13
Fax: 069 – 70 41 52
verlag@mabuse-verlag.de
www.mabuse-verlag.de

Satz: Sven Jahn, Frankfurt am Main
Umschlaggestaltung: Mabuse-Verlag

Druck: Faber, Mandelbachtal
ISBN: 978-3-929106-35-0
Printed in Germany

»In zweifelhaften Fällen entscheide ich mich für das Richtige.«
Karl Kraus

Danksagung

Folgenden Personen und Institutionen, ohne die das Buch nicht das geworden wäre was es ist, möchte ich meinen Dank aussprechen:
Frau Dr. Sigrid Stöckel (Abtl. Geschichte der Medizin der Medizinischen Hochschule Hannover) für die Geburtshilfe der dem Buch zugrundeliegenden wissenschaftlichen Untersuchung und für die kritischen Anmerkungen.
Der Friedrich-Ebert-Stiftung für die finanzielle Förderung.
All meinen FreundInnen, Bekannten und GesprächspartnerInnen (vor allem Dagmar Dreke, Götz Gnielka, Waltraud Melles und Herrn Prof. Peter Petersen) für ihre kritischen Anmerkungen, für ihr großes Interesse an meiner Arbeit und für die Geduld, die sie mit mir hatten, der ich zwei Jahre lang immer wieder von der Kontrazeption auf seiten des Mannes zu sprechen anfing.
All denjenigen, die mir aufgrund ihrer Unwissenheit und ihres teils krassen Informationsdefizits den Sinn und Zweck dieser Arbeit veranschaulicht haben.
Mein ganz besonderer Dank gilt meiner Frau Dagmar, die dank ihrer sprachlichen und grammatikalischen Korrekturarbeit dem Text eine sehr viel größere Lesbarkeit verliehen hat.
Frau Karin Griese vom Mabuse-Verlag danke ich für ihre Motivationsarbeit, die u.a. dazu geführt hat, daß ich das Kapitel »Reproduktionsphysiologie des Mannes« nun doch noch geschrieben habe.

Michael Bohne

Inhaltsverzeichnis

Vorwort

Es gibt wohl kaum ein »Medikament«, welches in der Populärpresse so häufig angekündigt worden und dann doch nicht auf dem Markt erschienen ist wie die *Pille für den Mann*. Immer wieder liest man, daß es sie jetzt gäbe. Bei konkreteren Versuchen, diese Pille käuflich zu erwerben, wird man(n) jedoch feststellen müssen, daß dies nicht so ist. Nichtsdestotrotz ist die *Pille für den Mann* ein Gegenstand, der großes öffentliches Interesse hervorruft. Und gerade jetzt, wo die »Anti-Baby-Pille« 35 Jahre alt geworden ist, stellt sich einmal mehr die Frage, warum denn nun die *Pille für den Mann* so lange auf sich warten läßt.

Das Thema *Pille für den Mann* birgt ungeahnte Möglichkeiten in sich. Sollten Sie einmal in einem kleineren oder größeren Kreise zusammensitzen und sollte Ihnen dabei der Gesprächsstoff ausgehen, so schneiden Sie doch einfach einmal das Thema *Pille für den Mann* an. Sie werden erstaunt sein, wie viele unterschiedliche Meinungen Sie zu diesem Thema hören werden. Die Spannbreite reicht von »jetzt sollen die Männer auch mal ran«, über »bin ich denn wahnsinnig, mich in dieser Sache auf einen Mann zu verlassen, ich muß es dann nachher ausbaden« bis hin zu »was nützt es mir, wenn mein Partner verhütet... (!)«.

Das zweite Thema dieses Buches, die Vasektomie, also die »Sterilisation« des Mannes, ist in gewisser Hinsicht noch besser geeignet, Beträchtliches über das gegenwärtige Rollenverständnis von Männern und Frauen zutage zu fördern. Darüber hinaus zeigt es, wie stark archaische Elemente (z.B. archaische Ängste) noch im 20. Jahrhundert das Denken vieler Menschen beeinflussen (Bohne, 1995a). Ebenso auffällig wie erwähnenswert ist das teils eklatante Nichtwissen bezüglich der Vasektomie. Zum Beispiel verwechselte bei einem interdisziplinären Doktorandenkolloquium, an dem ich meine Forschungsergebnisse vorstellte, ein Universitätsprofessor für Germanistik und Linguistik die Vasektomie ebenso mit der Kastration wie eine klinisch arbeitende Psychologin. Mir wurde unter anderem vorgehalten, daß die Vasektomie doch höchstens etwas für Triebverbrecher sei. Und erst sehr spät in der Diskussion wurde mir schließlich klar, daß ein nicht unbeträchtlicher Teil der Diskussionsteilnehmer tatsächlich die Vasektomie mit der Kastration verwechselt hatte. Aber auch bei vielen Menschen (meist Männern) denen klar ist, daß die Vasektomie lediglich zur Unfruchtbarkeit führt, nicht jedoch zur Impotenz, sind erhebliche Vorurteile, Ängste oder Abneigungen bezüglich der Vasektomie vorhanden. In einem *Zeit*artikel (Ahrends, 1995) bezeichnet sich ein Mann, der sich hat vasektomieren lassen, als Wallach (kastriertes Pferd, M.B.). Neben dem Artikel befindet sich ein Foto von einer »kastrierten« männlichen Steinfigur, und unter diesem Foto steht »sozusagen ungefährlich« geschrieben. Soll hier suggeriert werden, daß die Vasektomie nicht *ungefährlich* ist?

Es läßt sich ein weiteres Phänomen bei der Vasektomie beobachten. Vergleicht man verschiedene Länder miteinander, so fällt auf, daß die Rate der Männer, die sich haben vasektomieren lassen, beträchtlich schwankt. So sind in Neuseeland ca. achtmal und in den USA siebenmal so viele Männer vasektomiert wie in der »alten« Bundesrepublik. Woher dieser eklatante Unterschied kommt, ist weitestgehend unklar. Das vorliegende Buch stellt einen Beitrag dazu dar, diese Beobachtung zu untersuchen. Es sei hier erwähnt, daß die Vasektomie in der ehemaligen DDR verboten war. In den neuen Bundesländern ist aktuell die Nachfrage nach irreversibler Kontrazeption gestiegen, und es wird beobachtet, daß es primär die Frauen sind, die den »Sterilisationseingriff« an sich vornehmen lassen, und dies, obwohl der Eingriff bei Männern weniger gefährlich ist.

Das öffentliche Interesse an der Vasektomie ist erheblich, doch es muß festgestellt werden, daß eine umfangreiche Information über dieses Thema nicht ohne weiteres möglich ist. Ein Schwerpunkt dieser Untersuchung liegt denn auch auf der Fragestellung: »*Wo* kann man sich *wie* qualifiziert informieren?« bzw.: »Ist dort, wo ich über die Vasektomie etwas zu finden hoffe, tatsächlich etwas zu finden?« Hier berührt dieses Buch informations- und wissenschaftspolitische Bereiche. Wenn z.B. ein renommierter medizinischer Fachbuchverlag die einzige umfangreiche und qualitativ hochwertige, jedoch vergriffene medizinische Monographie über die Vasektomie (*Petersen et al, 1981*[1]) nicht noch einmal auflegen will, oder wenn festgestellt werden muß, daß man sich inner-

1 Die Autoren der untersuchten Bücher (medizinische Sekundärliteratur, also Lehr- und Fachbücher, sowie Ratgeber) werden im Text in *Kursivschrift* angegeben. Die Quellen, die aus den Kongreßberichten und Publikationen der verschiedenen Disziplinen stammen, werden in KAPITÄLCHEN gesetzt und die benutzte Sekundärliteratur wird in Normalschrift angegeben. Falls die Autoren der jeweiligen Kapitel nicht mit den Herausgebern übereinstimmen, so ist dies in der Bibliographie ersichtlich.

halb der deutschen Gesellschaft für Urologie wissenschaftlich so gut wie gar nicht mit der Vasektomie beschäftigt hat, obwohl die Vasektomie weltweit betrachtet der häufigste operative Eingriff bei Männern ist, so stellen sich Fragen, die die Medizin verlassen und in den Bereich der Soziologie reichen. Somit handelt es sich bei der vorliegenden Untersuchung auch nicht um eine rein medizinische, sondern um eine medizinisch-wissenssoziologische Untersuchung. Dies erklärt auch, warum medizinisches Detailwissen teilweise nur angedeutet wird. Die Arbeit hat ihren Schwerpunkt nicht im aktuellen Detailwissen, sondern nimmt eine Art Metaposition ein, indem untersucht wird, wie mit dem verfügbaren Wissen kommuniziert wird, nämlich wer wie über die Vasektomie und die *Pille für den Mann* berichtet. Dies ist von Relevanz, weiß man doch z.B., daß ein (freiwilliges) psychologisch-psychotherapeutisches Beratungsgespräch vor dem Eingriff durch *Klärung der Motivationslage* die Verarbeitung des Eingriffs besser gelingen läßt und das Auftreten von negativen Folgen verkleinert[2]. Kein einziges Urologiebuch erwähnt jedoch die Wichtigkeit eines solchen Gespräches. Dieses Gespräch könnte auch dazu führen, daß Männer, die ambivalent oder skeptisch sind, den Gang zum Urologen nicht als Gang zum Schlachthof oder Schafott erleben, sondern als eine Befreiung von nicht mehr gewünschter Zeugungsfähigkeit oder als Verminderung des Krankheitsrisikos der Partnerin (Bohne, 1996a).

Die vorliegende Arbeit, deren Ergebnisse auf einer medizinischen Doktorarbeit (Bohne, 1996b) beruhen, beleuchtet also den Bereich Kontrazeption auf seiten des Mannes von zwei Seiten, vonseiten der Vasektomie und vonseiten der *Pille für den Mann*. Ob sich eine Kontrazeptionsmethode gegenüber einer anderen durchsetzt hat vielerlei Gründe, sie liegen bei weitem nicht nur in der Methode selbst begründet. Es muß auch beachtet werden, daß die naturwissenschaftliche Medizin fast ausschließlich in pharmakologischen und chirurgischen Kategorien »denkt«. Dies hat zur Folge, daß vielversprechende Ansätze, die nicht in diese beiden Kategorien fallen, kaum erforscht werden. So gibt es äußerst interessante Ansätze, die Spermiogenese des Mannes mittels elek-

2 Es sei darauf hingewiesen, daß auch ohne Beratung die Zufriedenheit mit weit über 90% angegeben wird. Da der Eingriff jedoch als endgültige Kontrazeption betrachtet werden sollte, ist es wichtig, daß die wenn auch kleine Gruppe von Klienten, deren Motivationslage unklar ist und die evtl. nachher mit dem Eingriff unzufrieden sein könnten, eine Chance bekommen, etwaige ungünstige Vorbedingungen zu erkennen.

tromagnetischer Energie, wie z.B. Ultraschall oder Kurzwelle, zu beeinflussen (Fahim et al, 1977; Kandeel und Swerdloff, 1988). Nennenswerte Forschung wird in diesem Bereich jedoch kaum betrieben. Ein Forschungsvorhaben in den USA, in dem festgestellt wurde, daß die Spermiogenese bei nur zweimaliger Beschallung des Hodens mittels Ultraschall über mehrere Monate reversibel »lahmgelegt« wurde, mußte aufgrund finanzieller Schwierigkeiten abgebrochen werden (Fahim, 1993).

Kontrazeption ist ein bio-psycho-sozialer Eingriff schlechthin, und als solcher sollten alle Seiten dieses Eingriffs, sei es nun ein pharmakologischer oder chirurgischer Eingriff, berücksichtigt werden. Da jedoch die bio-psychosoziale Sichtweise in der Ausbildung von MedizinerInnen noch immer zu wünschen übrig läßt (Bohne, 1995b), die Sozialisation im Medizinstudium noch immer vorwiegend biologisch orientiert ist, werden die psycho-sozialen Aspekte von Therapie im allgemeinen und von Kontrazeption im speziellen noch zu wenig beachtet. Auch ist bemerkenswert, mit welcher mechanistischen Vorstellung einige Forscher das Thema Empfängnisverhütung angehen. So schlägt der »Vater« der »Anti-Baby-Pille« Carl Djerassi (1994) vor, daß Männer ihren Samen einfrieren und sich anschließend vasektomieren lassen sollten. So würde dann die künstliche Insemination die Regel in der Fortpflanzung von Menschen darstellen. Daß zur Zeugung eines Menschen eventuell mehr gehört als das Zusammentreffen von Samenzelle und Eizelle, wird von Djerassi nicht thematisiert. Was die Vorstellung, als Samen oder als befruchtetes Ei eingefroren gewesen zu sein, im Seelenleben der späteren Menschen bewirken könnte, wird von Djerassi nicht problematisiert. Aus psychologisch-psychiatrischer Sicht sind mögliche auftretende Probleme zumindest vorstellbar. Es ist wenig wahrscheinlich, daß das Selbstbild eines Menschen völlig unbeeinflußt davon sein wird, daß er in der Frühform seiner Entwicklung für eine gewisse Zeit eingefroren gewesen ist.

Wie sehr persönliche Eigenheiten und wissenschaftspolitische Aspekte die Diskussion um Kontrazeptionsmethoden beeinflussen, wird auch an folgenden Beispielen deutlich: Der eben erwähnte Carl Djerassi, der als ein Eingeweihter der Wissenschaftsszene im Bereich Empfängnisverhütung bezeichnet werden kann, hat vor einiger Zeit in einer Talkshow im deutschen Fernsehen behauptet, daß es keine nennenswerten Ansätze zu einer *Pille für den Mann* gäbe. Dies ist ganz einfach falsch, wirft jedoch die Frage auf, was ihn zu solch einer Aussage veranlaßt hat. In einem aktuellen Interview in einer großen deutschen Frauenzeitschrift (Blass, 1997) äußert er auf die Frage, ob er jetzt auch noch die *Pille für den Mann* erfinden wird:

»Nein, und das wird auch kein anderer tun. Die Pharma-Industrie denkt doch gar nicht ernsthaft daran, eine Pille für den Mann zu produzieren. Die sind ja alle viel zu phallozentrisch. Wenn die über etwas brüten, dann sind es Erektions- und Potenzpillen. Außerdem – welche eigenständige Frau würde sich freiwillig in so eine Abhängigkeit begeben? Wenn er die Pille vergißt, wird sie schwanger. Das ist doch nonsens.«

Aus wissenssoziologischer Sicht ist es auch interessant, welche wissenschaftlichen Neuerungen sich wie schnell in der medizinischen Literatur etablieren. So wird beispielsweise die noch in den Kinderschuhen steckende (Nikol und Höfling, 1996) Gentherapie in einem internistischen Standardlehrbuch bereits 1995 (Herold, 1995) bei verschiedenen Erkrankungen als Therapiemethode aufgeführt, in den Urologiebüchern erwähnt jedoch nur einer von neun Urologen die *Pille für den Mann* und kein einziger von fast 4000 Vorträgen der deutschen Gesellschaft für Urologie beschäftigt sich mit irgendeinem Ansatz zu einer *Pille für den Mann*, obwohl zu dieser Zeit bereits mehrere hundert Männer in wissenschaftlichen Studien diese Pille ausprobiert hatten (WHO, 1980b). Ist hieran abzulesen, daß die Gentherapie größere Akzeptanz in der Medizin finden wird als eine *Pille für den Mann*?

Wie reagiert jedoch nun die deutsche Urologie auf die Tatsache, daß die Vasektomie eine so untergeordnete Rolle in der wissenschaftlichen Auseinandersetzung ihres Faches spielt? Eine angesehene deutsche urologische Fachzeitschrift lehnte z.B. einen von mir eingereichten Artikel zur Rolle der Vasektomie in der Urologie und Andrologie mit folgenden Worten ab: » ... insgesamt *nichts* Neues oder Interessantes ...«. Soll hier zum Ausdruck gebracht werden, daß der bundesdeutschen Urologie bereits bewußt ist, daß sie sich wissenschaftlich dem häufigsten operativen Eingriff bei Männern kaum widmet? Auch eine andere urologische Fachzeitschrift lehnte einen Artikel von mir über die Rolle und gegenwärtige Relevanz der Vasektomie des Mannes ab. Grund: Zu viel »persönliche Meinungen und tendenziöse(r) Äußerungen«. Hiermit ist wohl vor allem die Passage gemeint, in der auf die oben erwähnten Urologiekongresse verwiesen wurde. Die spärliche Erwähnung der Vasektomie wurde in diesem Artikel von mir als Zeichen dafür gedeutet, daß die deutsche Urologie sich nicht für die Vasektomie und deren Weiterentwicklung interessiert. Der Artikel wurde unter anderem wegen sogenannter »handwerklicher Mängel« abgelehnt. Hiermit war gemeint, daß die aufgeführten Quellen dem Leser nicht zugänglich seien. Bei den von mir zitierten Quellen handelt es sich jedoch durchweg um ganz normale Fachjournals und Bücher, welche mir selbst ja auch zugänglich gewesen waren. Hier kommt der Verdacht auf, daß die für die bundesdeutsche Urologie tatsächlich beschämenden Ergebnisse nicht an die Fachöffentlichkeit gelangen sollen. Diese beiden Begebenheiten finden hier Erwähnung, da auch sie aus wissenssoziologischer Sicht von erheblichem Interesse sind. Es sei ein letztes Beispiel für Informationsdefizite erwähnt: Nach der Veröffentlichung eines Artikels (Bohne, 1996c) in dem u.a. die vielversprechende Substanz Tripterygium wilfordii als ein Ansatz zu einer *Pille für den Mann* erwähnt wurde, meldete sich ein Androloge bei mir, der von seinem Apotheker bislang nur darüber informiert worden war, daß es sich bei Tripterygium wilfordii um ein Insektenvertilgungsmittel handele. Dies verwundert, da bereits mehrere Artikel über die Rolle von Tripterygium wilfordii (Qian, 1987a; Qian, 1987b; Qian et al., 1995; Matlin et al., 1993) als antifertile Substanz veröffentlicht wurden und Tripterygium wilfordii in China seit Jahren als Medikament gegen verschiedene Erkrankungen auf dem Markt ist.

Das vorliegende Buch versteht sich als ein Beitrag, die Diskussion um verschiedene Kontrazeptionsmethoden zu bereichern und neben den rein medizinischen Aspekten auf die wissenssoziologische Dimension des Themas hinzuweisen.

Michael Bohne, Hannover im Mai 1997

1. Geschichte und gegenwärtige Bedeutung der Vasektomie und der *Pille für den Mann*

1.1 Einleitung

Wird von der Kontrazeption auf seiten des Mannes gesprochen, so sind meist der Coitus interruptus und das Kondom gemeint. Beide »Methoden« haben gemeinsam, daß sie arztunabhängige Verhütungsmethoden sind, die eine lange Tradition aufweisen und seit Jahrhunderten bekannt sind [z.B. Robertson (1990), S.112-114, Himes (1970) S.186-205, McLaren (1990)]. Schon Giacomo Casanova (1725-1798) benutzte das Kondom und zwar nicht nur zur Infektionsprophylaxe, sondern auch zur Verhütung ungewollter Schwangerschaften.

Der Begriff Kontrazeption auf seiten des Mannes ist im Prinzip die Übersetzung der international geläufigen Bezeichnung *Male Contraception*. Es finden sich jedoch auch Begriffe wie männliche Fruchtbarkeits- bzw. Empfängnisverhütung.

Bis zur Einführung der Pille Anfang der 60er Jahre waren das Kondom und der Coitus interruptus die beiden vorherrschenden empfängnisverhütenden Methoden, und *Barth und Strauss (1986, S.62)* gehen davon aus, daß z.B. in Portugal der Coitus interruptus heute noch die häufigste und in Großbritannien die dritthäufigste Methode ist. Mit der Entdeckung der Pille und der Intrauterinpessare (IUD) hatten es die beiden Methoden nicht leicht, mit den neuen Methoden mitzuhalten. In puncto Sicherheit und Beeinflussung bzw. Störung des Geschlechtsverkehrs konnten die »Männermethoden« nicht mehr mit den neuen »Frauenmethoden« mithalten, auch wenn das Kondom in letzter Zeit durch das Auftreten der Immunschwäche AIDS, bedingt durch seine »Doppelfunktion« von Infektionsprophylaxe und Schwangerschaftsverhütung, erneut an Attraktivität gewonnen hat (WHO, 1990). Trotzdem blieben nach Einführung der Pille und des modernen Intrauterinpessars (IUD) das Kondom in Japan und der Coitus interruptus in Osteuropa die populärste Form der Kontrazeption *(Swanson und Forrest, 1986, S.172)*. Weltweit, so rechnet man, benutzen 38 Millionen Paare Kondome (Mauldin und Segal, 1988), das sind 10% der Paare, die im reproduktiven Alter leben und verhüten. Ein Drittel aller Paare auf der Welt (zitiert in WHO, 1988a) vertrauen auf Methoden, die der Kooperation des Mannes bedürfen (Coitus interruptus, Kondome, Vasektomie).

Da Ärzte die Verwalter der als am sichersten geltenden Kontrazeptionsmethoden (Pille, Spirale und Sterilisation) sind (Christoph, 1975), ist ihre Einstellung zu den einzelnen Methoden von Relevanz und praktischer Konsequenz. Das kontrazeptive Verhalten der Bevölkerung ist ganz wesentlich von der Einstellung der jeweiligen Ärzte abhängig (zitiert in Christoph, 1975, S.27). In einer EMNID Umfrage zum Verhütungsverhalten gaben z.B. 51% der Befragten den Arzt als Informationsquelle an (Döring et al., 1986). Die Tatsache, daß Aufklärung und informative Werbung auch die Akzeptanz gegenüber der Vasektomie vergrößern, ist nicht zuletzt aus vielen Familienplanungsprogrammen z.B. in Großbritannien oder aus den Ländern mit sehr hohen Bevölkerungszahlen bekannt (Population Reports, 1992). Da Ärzte besonders geachtete Mitglieder der Gesellschaft mit häufig einflußreichen Positionen sind, können sie laut WHO (1988b) in Sachen Vasektomie eine Führungsrolle von nicht zu unterschätzender Wirkung einnehmen.

Empfiehlt oder verschreibt der Arzt ein bestimmtes Kontrazeptivum, so entscheidet er sich, im günstigsten Falle gemeinsam mit dem Klienten, bzw. dem Paar, immer auch *gegen* eine andere Methode. Ferner wird damit festgelegt, wer von den beiden die Nebenwirkungen und Gefahren der Kontrazeption zu tragen hat. Sollen die ärztlichen Prinzipien des Hippokratischen Eides, vor allem das *nil nocere*[3] und das *salus aegroti suprema lex*[4], berücksichtigt werden, so müßte man eigentlich im Falle einer Sterilisation immer die operative Sterilisation des Mannes vornehmen, da bei ihm keine Mortalität und eine wesentlich geringere Morbidität als bei der Sterilisation der Frau zu beobachten ist (z.B. Kjersgaard et al., 1989; Nieschlag, 1987; *Petersen et al., 1981*). Auf der anderen Seite gibt es geschlechtsunabhängige, individuelle Prädispositionen, die als sogenannte psycho-soziale Risikofaktoren vorhanden sein können (z.B. *Schnürle, 1991; Petersen et al., 1981; Goebel und*

3 keinen Schaden zufügen

4 das Wohl des Kranken sei das oberste Gebot

Ortmann, 1987). Diese müssen bei der Entscheidung, welcher Partner eines Paares sich operieren läßt, immer mitberücksichtigt werden.

Die Entscheidung, die Rolle der Kontrazeption auf seiten des Mannes in der medizinischen Literatur zu untersuchen, wurde mitbestimmt durch die auffallend niedrige Prävalenz der Vasektomie in der alten Bundesrepublik (3 % der Männer im reproduktiven Alter) im Vergleich zu den Zahlen aus z.B. Kanada mit 13%, China mit 12%, Holland, den USA und Großbritannien mit jeweils 10% (WHO, 1988b; Nieschlag, 1987). Überdies sind in den USA von den über 35-jährigen verheirateten Männern 20% vasektomiert (Healy, 1993). An der Spitze steht Neuseeland mit 23% der verheirateten Männer, die vasektomiert sind (Farley et al., 1993; Liskin et al., 1992). Ferner fällt eine Kluft auf zwischen dem Interesse und der Einnahmebereitschaft von Männern, eine »Männerpille« betreffend und dem Desinteresse der Pharmaindustrie an einer solchen »Pille« (Wagner-Roos, 1993). Es stellt sich ebenfalls die Frage, ob die geäußerte Vermutung Foucaults tatsächlich noch immer aktuell ist:

> »Was nicht auf Zeugung gerichtet oder von ihr überformt ist, hat weder Heimat noch Gesetz. [...]. Es wird gleichzeitig gejagt, verleugnet und zum Schweigen gebracht. Es existiert nicht nur nicht, es darf nicht existieren, und bereits in seinen geringfügigsten Äußerungen, seien es Handlungen, seien es Reden, sucht man es zu beseitigen.« (Foucault, 1983, S.12)

1.2 Vasektomie

1.2.1 Vasektomie oder Sterilisation? Zur Begrifflichkeit der chirurgischen Kontrazeption

In der vorhandenen Literatur wird die Vasektomie unterschiedlich bezeichnet. Die Bezeichnungen reichen von operativer Unfruchtbarmachung, Sterilisation des Mannes, Vasoresektion, Vasektomie, endgültiger Fruchtbarkeitsverhütung bis hin zu endgültiger, operativer oder chirurgischer Kontrazeption. Auf der dritten Internationalen Konferenz der »Association for Voluntary Sterilization« 1976 in Tunis wurden alle nationalen und internationalen Organisationen aufgefordert, das Wort Sterilisation in Zukunft wegen seiner negativen Bedeutung zu streichen und stattdessen von »chirurgischer Kontrazeption« zu sprechen (*Petersen et al., 1981, S.1*). In der englischsprachigen Literatur wird meist von »vasectomy« gesprochen. Bedenkenswert ist, daß die meisten Bezeichnungen negative Assoziationen wecken. Die *Unfruchtbarmachung* erinnert an das Eugenikprogramm der Nationalsozialisten[5]. Bei der *Fruchtbarkeitsverhütung*, bei der ja lediglich die generative Fruchtbarkeit gemeint ist, schwingt der Gedanke an einen allgemeinen Fruchtbarkeitsverlust der menschlichen Kreativität mit, denn »fruchtbar sein« heißt ja nicht nur, ein Kind zu zeugen oder zu empfangen. Bei dem Begriff *Sterilisation*, also »steril sein«, liegt die Assoziation zur Kastration nicht sehr weit. Überdies werden Zeugungsunfähigkeit und Impotenz oft gleichgesetzt. Viele Autoren erwähnen z.B. explizit, daß die Sterilisation nichts mit Kastration zu tun hat. Die assoziative Nähe wird vielleicht etwas verständlicher, wenn man die sprachliche Herkunft der Begriffe *Zeugungsunfähigkeit* und *Impotenz* aus dem Lateinischen betrachtet. In den Begriffen *Impotentia generandi* und *Impotentia coeundi* kommt, wie unschwer zu ersehen ist, beide Male der Begriff Impotentia vor, und Impotenz wird laut Duden (1982) mit *Unvermögen*, *Unfähigkeit* und *Schwäche* übersetzt. Nichtmediziner halten die Begriffe chirurgische oder operative Kontrazeption nicht selten für »zu medizinisch«.

1.2.2 Problematik bei der Thematisierung der Vasektomie

Die chirurgische Kontrazeption des Mannes und der Frau, also die sogenannte Sterilisation, ist eine kontrazeptive Methode, die in der Vergangenheit vielfach mißbraucht wurde[6] und deshalb ganz andere Assoziationen auslöst als die meisten anderen kontrazeptiven Methoden. Die Eugenikprogramme des frühen 20. Jahrhunderts in den Vereinigten Staaten und in Deutschland, und die Zwangssterilisationen von Behinderten und ethnischen Minderheiten im nationalsozialistischen Deutschland werfen auch heute noch ihre Schatten auf das Thema Sterilisation. Allein der Bereich »Sterilisierung von Behinderten« wirft eine Fülle von Fragen und Problemen auf, die in dieser Arbeit nicht näher thematisiert werden können. Einige Autoren (siehe unten) beschreiben einen

---

5 siehe auch »Geschichtlicher Abriß der Vasektomie« und »Problematik bei der Thematisierung der Vasektomie«

6 siehe auch »Geschichtlicher Abriß der Vasektomie«

Mißbrauch der Sterilisation in den Psychiatrien des Nachkriegsdeutschlands. Die Spannbreite der Argumente und die Kompliziertheit, die sich hinter diesem Thema verbirgt, lassen sich an folgendem Beispiel veranschaulichen:

In einem Pro Familia Artikel wird darüber berichtet, daß in der Bundesrepublik in den 70er und 80er Jahren elf- bis dreizehnjährige Mädchen sterilisiert worden sind, die teilweise nur leicht behindert bzw. Sonderschülerinnen gewesen waren. In dem gleichen Artikel wird eine Journalistin erwähnt, die 90 Fälle recherchiert habe, von denen viele minderjährig sterilisiert worden seien (KÖTTGEN, 1989). Ein bekannter sozialkritischer Psychiater hingegen bezeichnet die »rege Medienaktivität« zum Thema »Sterilisierung nicht-einwilligungsfähiger Behinderter ... , in der immer wieder behauptet wurde, daß die Bereitschaft zur Sterilisierung Behinderter in der Bundesrepublik sehr groß gewesen [ist] und auch heute noch sei« als »Medien-Ente«, die »in komplizierter Weise interessengesteuert« ist .

Ob, wie vielfach behauptet wird, die Vasektomie in der Bundesrepublik tatsächlich wegen des Mißbrauchs im »Dritten Reich« so unpopulär ist, ist letztlich ungeklärt. Wäre dies so, dann müßte gerade die »Sterilisierung von Behinderten« ein Tabu darstellen, dessen Verletzung sich aus moralischen Gründen verbieten würde. Die freiwillige Sterilisation von Erwachsenen zwecks Familienplanung wäre von der historischen Belastung ohnehin nicht betroffen, da diese während der NS-Zeit verboten war.

Die Problematik der Sterilisierung von Behinderten stellt sich auf den urologischen Kongressen in einem der wenigen Vorträge (WEISSAUER, 1982) zum Thema chirurgische Kontrazeption folgendermaßen dar:

> »Ist dagegen der Behinderte außerstande, eine Vater-Kind-Beziehung herzustellen und die Bedeutung der Sexualbeziehung für die Fortpflanzung zu erfassen, und ist er unfähig, die ihm von der Rechtsordnung auferlegten Verpflichtungen gegenüber seinen Nachkommen ohne Beeinträchtigung seines eigenen Lebensunterhalts und ohne Inanspruchnahme Dritter zu erfüllen, so erscheint die Vasektomie sozial indiziert. Kollidierende Interessen, die ihr entgegenstehen würden und die Entscheidung der Sorgeberechtigten für diesen Eingriff als Mißbrauch erscheinen lassen könnten, sind – jedenfalls generell – nicht erkennbar.
>
> Ist dem geistig Behinderten eine bewußte Selbstverwirklichung im Kind nicht möglich und stellt sich die Fortpflanzungsfähigkeit damit als bloße biologische Funktion dar, so berührt ihr Verlust den Betroffenen subjektiv nicht.«

Daß Fruchtbarkeit auch für einen geistig behinderten Menschen mehr als nur eine biologische Funktion darstellen könnte, blendet der Autor aus. Hinter dieser Äußerung scheint sich ein reduktionistisches Menschbild zu verbergen. Die Vasektomie zum Zwecke der Familienplanung wird vom Autor folgendermaßen bewertet: »Zu mißbilligen wäre deshalb eine Sterilisation, die allein der Unbeschwertheit geschlechtlicher Beziehungen eines jungen Menschen dient.« Und weiter:

»... über die möglichen psychischen Belastungen, die sich insbesondere bei einer Sterilisation aus Gründen der Familienplanung ergeben können, wenn sich später durch Tod oder Scheidung Änderungen der Familienverhältnisse ergeben,...« .

Die Aussage des letzten Zitates wird jedoch dadurch unzutreffend (siehe auch *Petersen et al., 1981*), daß das »insbesondere« sich auf »aus Gründen der Familienplanung« bezieht und nicht, wie es richtig wäre, auf die »Änderung der Familienverhältnisse«. Abschließend nimmt WEISSAUER direkten Bezug zur historischen Bedeutung:

»Vertritt man eine restriktive Auffassung, so wäre – von Fällen medizinischer Indikation abgesehen – eine Vasektomie geistig Behinderter generell unzulässig, da der Behinderte nicht *fähig* und die Sorgeberechtigten nicht *befugt* wären, wirksam in den Eingriff einzuwilligen. Dieses Ergebnis ist aus Sicht der Sorgeberechtigten, aber auch im Interesse des Behinderten, nicht gerechtfertigt. Es erscheint mir mehr von den Schatten der Erinnerung an die Mißbräuche unter der Herrschaft des Nationalsozialismus diktiert zu sein, als aus rationalen Erwägungen hervorzugehen. Es ist an der Zeit, daß wir aus diesem Schatten der Vergangenheit heraustreten.«

Daß die Interessen von Behinderten oft mißbraucht wurden, wenn auch gelegentlich mit dem eigentlichen Vorsatz ihnen zu helfen, hat bereits Dörner (1988, S.69) beschrieben, wenn er vom Mitleid als einer der tödlichsten Waffen spricht.

Da Wissenschaft international ist und die Vasektomie weltweit zur Familienplanung angewandt wird, sollte davon auszugehen sein, daß auch die bundesdeutsche medizinische Wissenschaft sich dieses Themas annimmt. In der speziellen deutschen Vergangenheit mit Sterilisationen mag auch eine Chance liegen; nämlich die, den Eingriff in all seiner Spannbreite verstehen zu lernen, mit dem Ziel, ihn eben nicht auf seine biologische Dimension zu reduzieren.

Es kann und soll hier nicht Ziel sein, einen vollständigen geschichtlichen Abriß der Sterilisation zu liefern. Zumal in dieser Arbeit nur die Vasektomie zur freiwilligen Fruchtbarkeitsverhütung (zwecks Familienplanung) untersucht werden soll, wie sie in der Schweiz, in Skandinavien und in England seit den 30er Jahren zur Familienplanung angewandt wird und wie sie seit Anfang der 60er Jahre vor allem in den USA, in China und in Indien zunehmend an Popularität gewonnen hat (*Petersen et al., 1981, S.23/24*). Eine solche freiwillige Sterilisation hat nichts mit den Sterilisationen in der NS-Zeit zu tun.

Bei genuin medizinhistorischen Fragen sei auf die umfangreichen Arbeiten von Kaiser et al. (1992), Wuttke-Gronenberg (1980), Rothmaler (1991), Bock (1986), Nowak (1984), Müller (1985), Rost (1987) u. a. zum Thema Sterilisation, Eugenik und Rassenhygiene im »Dritten Reich« hingewiesen.

1.2.3 Geschichtlicher Abriß der Vasektomie[7]

Auffällig ist, daß in fünf großen Werken zur Geschichte der Empfängnisverhütung kaum etwas zur Geschichte der Vasektomie zu finden ist (Himes, 1970; Green, 1971; Wood und Suitters, 1970; Robertson, 1990; McLaren, 1990). Wann die Operation erstmals ausgeführt wurde und welche Entwicklung diese Methode nahm, ist aus diesen Werken nicht zu erfahren.

Erste tierexperimentelle Studien zur Vasektomie an Hunden werden aus dem Jahre 1830 berichtet (Jhaver und Ohri, 1960). 1893 versuchte erstmals Harrison in den USA mittels einfacher Durchtrennung der Samenleiter (Vasotomie) einen prostatakranken Mann zu heilen. Brown erprobte die Vasoligatur (die einfache Unterbindung), die sich wegen spontaner Rekanalisationen jedoch als ungünstig herausstellte. 1894 waren es Lennander in Upsala und Helferich in Deutschland, die nun eine Vasoresektion, also eine beidseitige Resektion eines kleinen Samenleiterstückes, aus rein therapeutischen Gründen bei Patienten mit Prostatahypertrophie ausführten. Man erhoffte sich anhand dieser »Sperroperation« eine Verkleinerung der Prostata. Schon zu dieser Zeit wurde der Eingriff als Vasektomie bezeichnet, obwohl Vasoresektion eigentlich zutreffender ist.

In den USA war es A. J. Ochsner, der die Vasektomie durchführte und sie gleichzeitig zur »Verhütung der Fortpflanzung Minderwertiger« empfahl. Auch wird ein amerikanischer Urologe namens Erving Mears erwähnt (*Blume, 1991*), der ab 1894 die Sterilisation bei Prostatakranken durchführte und als erster die Anwendung der Vasektomie aus rassenhygienischen Gründen bei

7 vgl. v. a. Müller (1985)

Verbrechern angeregt haben soll. Praktisch ausgeführt wurde dies dann von Harry C. Sharp, einem Gefängnisarzt in Jeffersonville/Indiana, der jedoch zunächst dachte, die sexuelle Übererregtheit der Strafgefangenen damit zu beseitigen. Erst später kam er auf die Idee, die Zeugungsfähigkeit mit dieser Methode zu unterbinden.

Im Zuge der immer populärer werdenden Eugenik wurde die Vasektomie zur Verhinderung der Fortpflanzung von Menschen benutzt, deren Erbgut als minderwertig galt oder die im weitesten Sinne als abnorm oder krankhaft angesehen wurden (Träger von Erbkrankheiten, Alkoholiker, Verbrecher, Minderbegabte, etc.). Bei eugenischen Sterilisationen traten die Belange des Individuums gegenüber höherwertig eingestuften Interessen zurück (Bock, 1986). Ab der Jahrhundertwende wurden auf dem Boden rassenhygienischer Argumente zunächst in den USA und später auch in Europa, nicht zuletzt in Deutschland, Sterilisationen oft unter Zwang durchgeführt. Nach den USA wurden auch in den europäischen Ländern Gesetze verabschiedet, die die Zwangssterilisationen regelten. Während die Zahl der tatsächlich durchgeführten Zwangssterilisationen in den USA insgesamt sehr gering war (Müller, 1985), wurden in Deutschland allein in den Jahren 1934 bis 1945 ungefähr 350 000 Sterilisationen durchgeführt. Bock (1986) spricht von 400 000 Sterilisationen in den 11 Jahren, in denen das Gesetz zur »Verhütung erbkranken Nachwuchses« wirksam war. Eine unbekannte, aber beträchtliche Anzahl von Menschen wurde außerhalb des Gesetzes, ohne ihr Wissen oder gegen ihren Willen sterilisiert (Bock, 1986). Betroffen von diesen Maßnahmen waren nicht nur körperlich und geistig behinderte Menschen, sondern auch »Zigeuner«, Juden und politisch Andersdenkende.

Ein weiteres finsteres Kapitel sind die Massensterilisierungen im Indien der 70er Jahre, bei denen die Gewaltmaßnahmen der eingesetzten Polizeitruppen Tausenden von Menschen das Leben gekostet haben sollen. Darüber hinaus hat das Prämiensystem in Indien zu unfreiwilligen oder mehrmaligen Sterilisierungen geführt (Heinrichs, 1989).

Einen erwähnenswerten Platz nehmen die beiden folgenden Berichte über die Vasektomie ein. 1920 erwähnte E. Steinach in einem Artikel die Vasoligatur als probates Mittel zur Altersbekämpfung »bei senilen Männern bzw. bei solchen, welche allgemeine und weit vorgeschrittene Seneszenz aufweisen«. Seitdem ist die Vasektomie auch als Steinachsche Verjüngungsoperation bekannt. Daß schon in den 20er Jahren ein Interesse an Vasektomien vorhanden war, das nicht medizinisch-eugenisch begründet wurde, sondern rein kontrazeptive Gründe hatte, läßt sich durch folgenden Bericht (Gesenius, 1970) erahnen[8]:

»Den schwersten Übergriff jedoch leisteten sich zwei österreichische Studenten der Medizin, ebenfalls in Graz. Sie hatten in einer Mietwohnung gegen Entgelt weit über 200 Männer auf deren Wunsch sterilisiert, ehe ihnen ihr Handwerk gelegt wurde. Der jüngste dieser ›Männer‹ war 17 Jahre (!) alt. Laves und Spath haben 1935 über diese Affäre ausführlich berichtet. Nur ein einziger dieser ›Patienten‹ hatte sich seiner zweimal durch Kaiserschnitt entbundenen Frau zuliebe sterilisieren lassen. Alle anderen unterzogen sich dieser Prozedur nur, um folgenlos verkehren zu können. Nachdem zunächst wegen ›Lücke im Gesetz‹ Freispruch erfolgt war, hob der österreichische Oberste Gerichtshof auf Grund einer Nichtigkeitsbeschwerde des Staatsanwaltes das Urteil auf, und die angeklagten Operateure, Schlepper und sonstige Helfer wurden wegen Körperverletzung zu Kerkerstrafe verurteilt.«

Eine Sterilisierung aus sozialen oder familienplanerischen Gründen war auch im nationalsozialistischen Deutschland nicht erlaubt und erfüllte den Tatbestand der Körperverletzung (*Beer, 1966, S.98/99* u. Müller, 1985, S.111).

1.2.4 Gegenwärtige Relevanz der Vasektomie

Wenn von einer gegenwärtigen Relevanz der Vasektomie gesprochen wird, so ist damit der Bedarf als kontrazeptive Methode auf seiten des Mannes gemeint. Wie schon erwähnt, stellt die Vasektomie die gegenwärtig einzig sichere, mit der »Pille« vergleichbare Methode für den Mann dar und ist darüber hinaus zu den sichersten Verhütungsmethoden überhaupt zu zählen. Je nach Autor und in Abhängigkeit vom operativen Prozedere, bzw. histologischen und spermatologischen Kontrollen, wird die Versagerquote vom Promillebereich bis zum geringgradigen Prozentbereich angegeben. *Teichmann (1991, S.202/203)* schreibt dazu:

»Späte Rekanalisierungen, nachdem bereits 2 Spermiogramme keine Spermatozoen mehr ergeben haben, sind nur in 0,3 bis 1 ‰ berichtet worden ... . Nur diese können als eigentliche Versager eingestuft werden, da Kontrolle und Sicherung des Operationserfolgs der Methode zugehören und einen entsprechenden Zweiteingriff in 1 bis 4 ‰ zur Folge haben. [...] Die chirurgischen Sterilisationsverfahren einschließlich der Vasektomie

8 vgl. a. Laves und Spath (1935)

weisen Versagerraten von nur wenigen Promille auf, sieht man von heute nicht mehr gebräuchlichen Varianten ab.«

In der Studie von *Barth und Strauss (1986, S.21)* waren 9 % der befragten 580 Männer vasektomiert, wobei die Autoren diesen Anteil als unrepräsentativ hoch bezeichneten. Der Grund für diese hohe Quote wird darin gesehen, daß die befragten Männer über Zeitschriften und über den Rundfunk von der Befragung erfahren und sich dann freiwillig gemeldet hatten. Nach Blattner und Ortmann (1985) lassen sich jährlich 50.000 Männer in der Bundesrepublik vasektomieren. Wie schon erwähnt, sind in Neuseeland 23%, in Kanada 13%, in China 12%, in Holland, den USA und Großbritannien 10% und in der Bundesrepublik nur 3% der Männer im reproduktiven Alter vasektomiert (WHO, 1988b; Nieschlag, 1987).

Eine Studie zur Zufriedenheit von Frauen mit der Geburtenkontrolle (Rosenfeld et al., 1993) ergab, daß die einzigen Methoden, die eine Zufriedenheitsrate über 70% erreichten, die Sterilisation der Frau und die Vasektomie des Partners waren.

In einer EMNID Umfrage waren in 6,1% die Frauen und in 1,3% deren Männer sterilisiert (Döring et al., 1986). Interessant an dieser Umfrage ist auch, daß mit zunehmendem Nettoeinkommen der Befragten der Anteil an Sterilisierten größer wurde, bei der Pille war es genau umgekehrt. In dieser EMNID-Studie von 1985 wurde auch auf eine deutliche Zunahme der Sterilisationen als Familienplanungs-Maßnahme zwischen 1981 und 1985 hingewiesen. Als wichtigste Gesichtspunkte für kontrazeptive Methoden wurden Zuverlässigkeit der Methode, das Fehlen gesundheitlicher Risiken und die Annehmbarkeit für beide Partner genannt (Döring et al., 1986). In 35% fühlten sich »beide Partner zusammen« für die Empfängnisverhütung verantwortlich.

Die Vasektomie ist neben dem Rauchen der epidemiologisch am besten untersuchte Risikofaktor (Nieschlag, 1987) und gilt als der häufigste operative Eingriff bei Männern überhaupt (*Swanson und Forrest, 1987, S.211*). Weltweit sind mittlerweile 60 Millionen Männer vasektomiert (WHO, 1991); im Vergleich dazu sind 108 Millionen Frauen sterilisiert, und 61 Millionen Frauen nehmen die Pille. Die Sterilisation des Mannes oder der Frau ist bei weitem die weltweit am häufigsten praktizierte Kontrazeptionsmethode (Mauldin und Segal, 1988). Die Morbidität, Mortalität und die Kosten der Vasektomie sind geringer als bei der Sterilisation der Frau (Kjersgaard et al., 1989). Auch die psychischen Nebenwirkungen sind bei Männern geringer als bei Frauen (z.B. Stegner, 1986). Bei über 6 Millionen Vasektomien in den USA hat es keine

Todesfälle gegeben (Nieschlag, 1987). Der zweiten »Internationalen Konferenz für freiwillige Sterilisation« zufolge gab es keinen einzigen Todesfall nach Vasektomie (*Petersen et al., 1981, S.57*). Die Mortalitätsrate bei der Sterilisation der Frau wird je nach Autor mit 1 – 2,5 auf 100.000 (*Petersen et al., 1981, S.91*), 0,14‰ (Heidenreich, 1986), 0,1% (Stegner, 1986) bis hin zu »0,025 bis 0,9 %« (*Bettendorf et al., 1989*) angegeben. Bei 108 Millionen Frauen, die weltweit sterilisiert sind, liegt die Anzahl der Todesfälle demzufolge zwischen 1080 und 972.000 (!).

In letzter Zeit wurde vermehrt die Frage diskutiert, ob die Vasektomie das Risiko erhöht, an Prostatakarzinom zu erkranken. Im Laufe der Zeit kam immer wieder der Verdacht auf, die Vasektomie könnte gesundheitsschädliche Auswirkungen haben. Bislang haben sich diese Befürchtungen immer wieder zerschlagen. Sie veranschaulichen jedoch vielleicht, in welch hohem Maße das Thema angstbesetzt ist. Ob die in den aktuellen Studien beobachtete schwach positive Korrelation zwischen Prostatakrebs und Vasektomie durch weitere Studien bestätigt oder widerlegt wird, bleibt abzuwarten. Es wurde auch festgestellt (Mo et al., 1995), daß bei Männern, deren Vasektomie 20 und mehr Jahre zurückliegt, die Serumtestosteronwerte im Vergleich zur Kontrollgruppe erhöht waren, FSH und LH waren jedoch nicht verändert. Die Autoren dieser Studie gehen davon aus, daß die festgestellte erhöhte Testosteronkonzentration bei langzeitvasektomierten Männern ein erhöhtes Risiko für das Auftreten von Prostatakarzinomen darstellt. Die amerikanische Gesundheitsbehörde hat bislang Konsequenzen hinsichtlich der heutigen Vasektomiepraxis abgelehnt (siehe unten). Nicht zuletzt, weil bereits abgeschlossene und noch laufende andere Studien nur geringe oder keine statistisch signifikanten Korrelationen zwischen Vasektomie und Prostatakrebs aufweisen.

Da die in der vorliegenden Arbeit untersuchte Literatur nur bis 1992 reicht, verwundert es nicht, daß in ihr auf die Frage der Korrelation von Vasektomie und Prostatakrebs kaum eingegangen wird. Auch die vorliegende Arbeit wird sich nicht mit dieser Frage beschäftigen, da die eigentliche Fragestellung und der Untersuchungszeitraum durch die aktuelle Diskussion nicht berührt werden. Es soll jedoch auf diesbezügliche Literatur hingewiesen werden (z.B. Roth und Hertle, 1994; Giovannucci et al., 1993a; Giovannucci et al., 1993b; Sidney et al., 1991). Das National Institute of Health (NIH) hat, nachdem der Verdacht eines Zusammenhangs zwischen Vasektomie und Prostatakrebs aufkam, eine Expertenkommission einberufen, die die neueste Literatur zum Thema Vasektomie und Prostatakrebs untersuchen und beurteilen sollte (Pollack, 1993). Die NIH-Kommission kam zu dem Ergebnis, daß die bisherigen Studien keinen genügenden Beweis für einen Zusammenhang zwischen Vasektomie und Prostatakrebs erbrachten (siehe auch Guess, 1993). Es wurde empfohlen, die Vasektomie auch weiterhin als Kontrazeptionsmethode anzuwenden. Auch die Weltgesundheitsorganisation (WHO) gab zu bedenken, daß auf der Basis der bis dahin vorhandenen Informationen keine Änderung in der Familienplanungspolitik hinsichtlich der Vasektomie gerechtfertigt sei (Farley et al., 1993).

Nichtsdestotrotz werden weitere Studien einen möglichen Zusammenhang zwischen Vasektomie und Prostatakrebs untersuchen. In einer neueren großen multiethnischen Studie (John et al., 1995) an 1642 Patienten mit Prostatakrebs und einer gleich großen Zahl von Kontrollpersonen, konnte kein Zusammenhang zwischen Vasektomie und steigendem Risiko, an Prostatakrebs zu erkranken, gefunden werden. Es sei hier darauf hingewiesen, daß vor einigen Jahren auch der Verdacht aufkam, die Vasektomie würde zu einem Anstieg der Sterblichkeitsrate aufgrund von Herz-Kreislauf-Erkrankungen führen. Auch dieser Verdacht hatte sich nicht erhärtet (Giovannucci et al., 1992).

Neben der klassischen Vasektomie wird von vielen Autoren über neue reversible vasokkludierende Methoden berichtet, denen eine erfolgversprechende Zukunft eingeräumt wird, da sie leichter handhabbar seien und die Wahrscheinlichkeit der Reversibilität größer sei. Mehrere Autoren berichten über 500.000 Männer, denen in China seit 1972 ein polymerisierender Kunststoffpfropfen in das Vas deferens injiziert worden ist. Die kontrazeptive Sicherheit wird mit 96% angegeben (Xiao 1987). Reversibilität durch Entfernung des Kunststoffpfropfens soll gegeben sein, wozu jedoch zuverlässige Zahlen noch fehlen (*Knuth und Nieschlag, in Schneider, 1989*).

1.3 Reproduktionsphysiologie des Mannes

Zum besseren Verständnis der Vasektomie und der *Pille für den Mann* sei hier kurz auf die Grundlagen der Reproduktionsphysiologie des Mannes eingegangen. Diese Übersicht muß aus Platzgründen jedoch unvollständig bleiben, es sei deshalb auf weitergehende Literatur verwiesen (z.B. Schiebler et al., 1986;

Silbernagel und Despopoulos, 1983; Nieschlag et al., 1994; Nieschlag et al., 1996).

Die Steuerung der männlichen Geschlechtshormone (Androgene) und der Spermienbildung erfolgt über die Hypophyse (Hirnanhangsdrüse), die mittels zweier Hormone (LH und FSH) auf den Hoden einwirkt. Die Hypophyse selbst wiederum wird vom Hypothalamus (Teil des Zwischenhirns) über sogenannte Releasing-(Freisetzungs-)Hormone (RH) stimuliert. Diese Freisetzungshormone[9] bewirken eine Freisetzung von LH und FSH in den Körperkreislauf.

LH (luteinisierendes Hormon) wird beim Mann auch als ICSH (Zwischenzell stimulierendes Hormon) bezeichnet, weil es auf die Interstitiellen Zellen, also die Leydigschen Zwischenzellen einwirkt. Diese befinden sich im Hoden und sind dort für die Produktion von Testosteron, dem Hauptvertreter der Androgene, verantwortlich. Testosteron fördert die Spermienbildung (Spermatogenese) und -reifung und ist somit für die Zeugungsfähigkeit (Potentia generandi) verantwortlich. Eine ausreichend hohe Testosteron-Sekretion ist auch die Voraussetzung für eine normale Libido (Geschlechtstrieb) und für die (sexuelle) Potenz des Mannes (Potentia coeundi, oder auch Begattungsfähigkeit). Darüber hinaus hat Testosteron einen fördernden Einfluß auf die Blutbildung und wirkt anabol (also gewebeaufbauend). Letztere Wirksamkeit haben sich Bodybuilder und Leistungssportler bekanntermaßen häufig zunutze gemacht (deshalb auch Anabolika). Testosteron hat jedoch noch weitere wichtige Wirkungen, auf die hier nicht näher eingegangen werden kann.

Das zweite in der Hypophyse gebildete Gonadotropin, FSH (Follikel stimulierendes Hormon) wirkt bevorzugt auf die in den Samenkanälchen[10] des Hodens liegenden Sertolizellen (Stützzellen), in denen auch das androgenbindende Protein (ABP) und Inhibin gebildet wird. Die Wand der Samen-(oder Hoden-)kanälchen[11] wird vom Keimepithel gebildet. Dieses besteht aus den Keimzellen (den Spermatozoen) und den regelmäßig angeordneten Sertolizellen, die sowohl als mechanische Stützzellen des Epithels fungieren als auch Ernährungs- und Regulationsfunktionen bei der Bildung der Spermien erfül-

9 auch Gonadotropin-Releasing Hormone (GnRH) oder LH-RH genannt

10 Tubuli seminiferi

11 Die Samenkanälchen machen 90-95% des Hodengewebes aus.

len. Der Weitertransport der in das Lumen der Hodenkanälchen (Tubuli) freigesetzten und zunächst noch unbeweglichen Spermien wird mittels wellenartiger Kontraktion spezieller Tubuluswandzellen bewirkt. Die Bildung eines Spermiums benötigt 74 Tage. Der gesunde Mann produziert ca. 200-300 Millionen Spermien täglich.

Das androgenbindende Protein (ABP) bindet das in den Leydigschen Zwischenzellen produzierte Testosteron. Hierdurch kommt es zu sehr hohen intratestikulären Testosteronspiegeln, die für die Spermienbildung und -reifung von entscheidender Bedeutung sind. Die testikuläre Testosteronkonzentration ist ca. einhundertmal höher als im Blut (Rabe et al., 1985). Testosteron und FSH sind unabhängig voneinander in der Lage, die Spermienbildung aufrechtzuerhalten. Die höchste Ausbeute an Spermien wird jedoch nur erzielt, wenn sie gemeinsam wirken.

Zwischen Hoden und dem hypothalamisch/hypophysären System besteht eine Rückkoppelung (Regelkreis), die über Testosteron, Inhibin und andere Hormone (z.B. Aktivin) erfolgt[12].

Das Vorhandensein von Fruchtbarkeit setzt beim Mann eine genügend hohe Anzahl beweglicher und normal geformter Spermien voraus. Der Hoden ist also für die Spermienproduktion zuständig. Bevor die im Hoden gebildeten Spermatozoen aber in das Ejakulat gelangen, passieren sie einen 5-20 Meter langen Gang (Ductus), den Nebenhoden (Epididymis). Diese Passage dauert 2 bis 11 Tage und der Nebenhoden hat hierbei die Aufgabe, die Spermatozoen reifen zu lassen und sie bis zur Ejakulation zu lagern. Die vom Keimzellepithel des Hodens stammenden Spermatozoen zeigen vor Eintritt in die Nebenhodenpassage eine noch geringe Motilität und sind nicht in der Lage, eine Eizelle zu befruchten. Im Nebenhoden sind die Spermien zahlreichen Veränderungen unterworfen, die entscheidend sind für die spätere Fähigkeit, im weiblichen Genitaltrakt mit der Eizelle zu interagieren.

Die Spermien verlassen den Hoden über folgenden Weg: Verschiedene Schichten des Keimepithels, Samenkanälchen (Tubuli seminiferi), Gerade Hodenkanälchen (Tubuli seminiferi recti), ausführende Kanälchen (Ductuli efferentes), welche in den Nebenhoden übergehen, Nebenhoden (Epididymis), der Nebenhoden geht in den Samenleiter (Ductus deferens) über, welcher den

---

12 näheres hierzu siehe Lehrbücher der Physiologie und Reproduktionsphysiologie

Hodensack (Skrotum) durch den Leistenkanal nach oben hin verläßt. Der Samenleiter gelangt, nachdem er den Leistenkanal wieder verlassen hat, ins kleine Becken und zieht durch die Prostata hindurch in die Harnröhre. Das Ejakulat wird also auf Höhe der Prostata aus dem Samenleiter in die Harnröhre abgegeben und gelangt von dort durch den Penis nach außen. Der Samenleiter ist insgesamt ca. 50-60 cm lang, er ist oberhalb des Hodens wenige Zentimeter lang, beidseitig als derber Strang im Skrotum (Hodensack) tastbar, bis er im Leistenkanal verschwindet. Den Leistenkanal durchzieht der Samenleiter gemeinsam mit den Gefäßen und Nerven, die den Hoden versorgen.

Bei der Vasektomie[13] werden die paarig angelegten Samenleiter im Bereich des Hodens, also dort, wo sie als derber Strang (re. und li.) tastbar sind, durchtrennt. Hierzu wird vorher der Hodensack mit zwei kleinen Hautschnitten wenige Zentimeter geöffnet, die beiden Samenleiter aufgesucht und durchtrennt. Meist wird pro Seite ein kleines Stück des Samenleiters entfernt, dieses sollte nicht länger als 1-2 cm sein. Dieses Stück wird nun, um sicher zu sein, daß es sich auch wirklich um Samenleitergewebe handelt, histologisch untersucht. Die Samenleiterenden werden nun je nach Operationstechnik unterbunden und ggf. in andere Gewebsschichten unternäht[14]. Der Eingriff wird entweder in Lokalanästhesie oder in Allgemeinnarkose durchgeführt.

Die Unfruchtbarkeit tritt erst ein, wenn sämtliche Spermien den Samenleiter (zwischen Unterbindungsstelle und Harnröhre) verlassen haben. Dies ist erst nach mehreren Ejakulationen der Fall. Deshalb werden 1 bis 3 spermatologische Kontrollen von den behandelnden Urologen durchgeführt. Erst wenn in den Ejakulatproben keine Spermien mehr vorhanden sind, kann von einer Zeugungsunfähigkeit ausgegangen werden. Die nun fehlenden Spermien machen nur wenige Prozent des Ejakulates aus, so daß die Ejakulatmenge nach Vasektomie nahezu gleich bleibt.

Eine Kastration, die *nichts* mit der Vasektomie zu tun hat, ist die operative Entfernung des gesamten Hodens, was zur Folge hat, daß kein Testosteron mehr gebildet wird. Dies ist ein schwerer Eingriff, der ausschließlich in der Tumorchirurgie oder aber bei Straftätern mit schweren sexuellen Störungen zur Triebdämpfung zur Anwendung kommt. In der Bundesrepublik waren es

---

13 näheres siehe bei *Schnürle, 1991*; *Petersen et al., 1981*

14 siehe auch »Erwähnung der Operationstechnik« und »Gegenwärtige Relevanz der Vasektomie«

in den letzten Jahren bis 1990 jährlich ca. 5 Menschen, an denen der Eingriff aus forensischen Gründen vorgenommen worden ist (Nedopil, 1996, S. 146).

1.4 *Pille für den Mann*

1.4.1 Geschichtlicher Abriß der Erforschung einer *Pille für den Mann*

Hier geht es nicht so sehr darum, die Geschichte einzelner Substanzen darzustellen, die die männliche Fertilität beeinflussen können – zumal allein 170 Pflanzen bekannt sind und erforscht wurden und werden (WHO, 1980a) – sondern es soll kurz aufgezeigt werden, wie sich der Komplex Kontrazeptionsforschung auf seiten des Mannes in den letzten Jahrzehnten entwickelt hat.

Die Frage, warum die Kontrazeptionsforschung auf seiten des Mannes noch nicht die praktischen Erfolge gebracht hat wie die auf seiten der Frau, wird unterschiedlich diskutiert. Einige Autoren sind der Ansicht, daß die geringeren Geldmittel zur Erforschung der Kontrazeption auf seiten des Mannes (*Diller, in Swanson und Forrest, 1987*) und die relativ schlecht erforschte männliche Reproduktionsphysiologie dafür verantwortlich zu machen sind (*Knuth und Nieschlag, in Schneider, 1989*). Meist wurde in der modernen Kontrazeptionsforschung fasziniert auf Methoden geschaut, die im weiblichen Körper ansetzen (Segal, 1972). So einleuchtend es auch sein mag, daß in einer von Männern dominierten Wissenschaft primär Kontrazeptionsmethoden entwickelt werden, die bei der Frau ansetzen (*Blume, 1991, S.220; Rabe und Runnebaum, 1982, S.300*), die Geschichte der Entwicklung der *»Anti-Baby-Pille«* verlief nicht ganz so eindeutig. Das Interesse und die Entwicklungsarbeiten an der Kontrazeptionsforschung bei der Frau sind vor allem den Bemühungen von Margaret Sanger (und anderen Feministinnen) und dem Geld von Mrs. Stanley McCormick zu verdanken. Durch ihre privaten Anstöße ließ die allgemeine Ablehnung einer Entwicklung von Empfängnisverhütungspillen für die Frau von seiten gesellschaftlicher, akademischer und industrieller Kreise allmählich nach. Mit ihrer Hilfe ist es Pincus und seinen Mitarbeitern möglich gewesen, sich die bis dahin bekannten Grundlagen der Steroidchemie und der Physiologie des Menschen zunutze zu machen und die »Pille« zu entwickeln. Der wissenschaftliche und kommerzielle Erfolg der Ovulationshemmer behinderte allerdings die Finanzierung von Projekten zur Erforschung einer fertilitätshemmenden Substanz für Männer noch mehr (*Diller, in Swanson und Forrest, 1986, S.173*). Es muß aber auch die veränderte rechtliche Situation berücksichtigt werden. Hätte man schon in den 50er Jahren dieselben strengen Maßstäbe an die Entwicklung, Erprobung und Verarbeitung von Arzneimitteln angelegt, wie dies ab Ende der 60er Jahre geschah, dann wäre die Pille für die Frau noch heute eine »Kuriosität im Entwicklungslabor« (Djerassi, 1970).

Überdies verhinderte die gesellschaftliche Gleichsetzung von Männlichkeit und Potenz, deren Beweis in der Fertilität des Mannes gesehen wurde, daß sich Wissenschaftler, Familienplaner und vor allem Arzneimittelfirmen für eine Kontrazeptionsmethode auf seiten des Mannes interessierten (*Diller, in Swanson und Forrest, 1986, S.173*).

Immer wieder wurde das mangelnde Wissen über das männliche Reproduktionssystem und die mangelnde Bereitschaft der Männer, eine Männerpille zu nehmen, als Erklärung herangezogen, warum die »männliche Kontrazeptionsforschung« noch in den Kinderschuhen stecke. Gleichzeitig wurde beklagt, daß die Geldmittelverteilung immer zugunsten »weiblicher Kontrazeptionsforschung« erfolgt sei. Atkinson et al. (1985) weisen darauf hin, daß in einem Zeitraum von vier Jahren (1980-1983) weltweit 63% der Gelder für Projekte ausgegeben wurden, die das weibliche Reproduktionssystem beeinflussen. 18% wurden für Methoden ausgegeben, die die männliche Reproduktion betreffen und 19% für Methoden, die beide Geschlechter betreffen. Einige Autoren halten jedoch die Lücken im Wissen um die männliche Reproduktionsphysiologie nicht für so ausschlaggebend (Diller und Hembree, 1977). Die Akzeptanz von Männern, eine *Pille für den Mann* betreffend, ist nicht so gering (*Diller, in Swanson und Forrest, 1986; Barth und Strauss, 1986),* wie vielerorten behauptet wird.

Erste Versuche, die Fertilität von Männern mittels Hormonen oder chemischer Substanzen zu beeinflussen, werden aus den Jahren 1950 (WHO, 1988a) bzw. 1957 (Pincus, 1965) berichtet. Auch in der Bundesrepublik gibt es frühe Auseinandersetzungen mit der Spermatogenesehemmung des Mannes. Vasterling schreibt in der Bundesrepublik immerhin schon 1968 über verschiedene Substanzen (Androgene, Gestagene, Östrogene sowie Anti-Androgene), jedoch räumt er den Substanzen keine große Chance ein, als temporäre Sterilisation zur Anwendung zu kommen. Die *Pille für den Mann* war überdies 1972

Thema einer viertägigen Tagung in Berlin, zu der 70 führende Hormonforscher und Biochemiker aus aller Welt gekommen waren (Neumann, 1986). Tatsache ist, daß seit ca. 1950 nach Substanzen gesucht wird, die das männliche Reproduktionssystem zwecks Kontrazeption beeinflussen (Zatuchni, 1986) und daß die WHO 1969 zu bedenken gab, daß eine Substanz, die sicher und effektiv die Fertilität des Mannes hemmt, ohne dabei größere Nebenwirkungen zu haben, auch eine praktische Anwendung in der Fertilitätskontrolle finden könnte (Djerassi, 1970). Ferner hat die WHO 1972 die »Task Force on Methods for the Regulation of Male Fertility« gegründet, um die Entwicklung neuer, effektiver, reversibler und akzeptabler Methoden zur männlichen Fertilitätskontrolle zu fördern (WHO, 1991).

Die Erforschung einer *Pille für den Mann* wird seit nunmehr über 20 Jahren weltweit betrieben und von der Weltgesundheitsorganisation (WHO) unterstützt.

1.4.2 Gegenwärtige Relevanz einer *Pille für den Mann*

Die Stimmen mehren sich, die besagen, daß Frauen nicht weiter allein das Risiko und die Last der Verhütung tragen wollen und sollen. Viele Frauen sind unzufrieden mit den zur Zeit zur Verfügung stehenden Kontrazeptionsmethoden (Rosenfeld et al., 1993). Empfängnisverhütung wird als eine partnerschaftliche Angelegenheit gesehen, da ja nicht zuletzt beide Partner davon profitieren, daß Sexualität und Empfängnis durch moderne Kontrazeption voneinander getrennt sein können. Sexualität kann somit angstfreier und offener gelebt werden.

Die Frage, wer in einer Partnerschaft verhütet, beinhaltet aber auch, wer die Last, und was noch wesentlicher ist, wer die gesundheitlichen Risiken der Empfängnisverhütung trägt. Kann sich ein Mann nicht mit der Endgültigkeit der Vasektomie abfinden, so gibt es für ihn im Moment keine der »Pille« in Sachen Sicherheit und »Anwenderfreundlichkeit« vergleichbare Alternative. Auch von daher liegt eine besondere Bedeutung in der Erforschung der *Pille für den Mann*. Es wurde auch zu bedenken gegeben, daß allein das Vorhandensein neuer Kontrazeptionsmethoden, die beim Mann ansetzen, das Verhütungsverhalten von Männern beeinflussen wird (Ringheim, 1993).

In einer von der WHO geförderten 7-Länderstudie zur Akzeptanz einer *Pille für den Mann*, in der 190 Freiwillige mit verschiedenen fertilitätshemmenden Substanzen über 24 Wochen behandelt wurden, hatten die »neuen

Methoden« – egal ob als tägliche Pille oder als monatliche Injektion verabreicht – eine höhere Akzeptanz als die Vasektomie und die Verhütung mit Kondomen. Ferner wurde festgestellt, daß ein hoher Anteil von Männern bereit ist, die Verantwortung für Familienplanung mitzutragen. Die Autoren äußern im Hinblick auf mehrere Arbeiten zur Fertilitätshemmung auf seiten des Mannes und im Hinblick auf ihre eigene Studie, daß »neue Methoden« nicht unbedingt negativ auf Libido oder auf die Potenz wirken müssen, gesetzt den Fall, sie werden von den Benutzern akzeptiert, sind effektiv, reversibel und nicht toxisch (WHO, 1980b).

Einige Autoren sehen in der Entwicklung einer effektiven, reversiblen Fertilitätshemmung für den Mann eine gesellschaftliche Aufgabe zur Gleichberechtigung von Mann und Frau (*Haeberle, 1985; Blume, 1991; Knuth und Nieschlag, in Schneider, 1989; Swanson und Forrest, 1987)*. Daß Männer sich verantwortlicher für die Empfängnisverhütung fühlen als noch vor 20 oder 30 Jahren, haben mehrere Studien ergeben (*Diller, in Swanson und Forrest, 1986, S.174; Barth und Strauss, 1986, S.37 u. 67)*. Während 1977 in einer Umfrage des Instituts für Demoskopie in Allensbach 14,8% der befragten Männer äußerten, sofort eine *Pille für den Mann* zu nehmen, waren es in der Untersuchung von *Barth und Strauss (1986, S.67)* fast zwei Drittel der befragten 580 Männer.

Festzuhalten gilt, daß Kontrazeption vor der Entwicklung der »Pille« auch eine Angelegenheit der Männer gewesen ist. Der Geburtenrückgang im Europa des 19. Jahrhunderts ist der weiten Verbreitung des Coitus interruptus zuzuschreiben (Djerassi, 1979, S.9). Für eine Verbreitung der *Pille für den Mann* ist jedoch eine gezielte Informationsmöglichkeit eine Voraussetzung (Bölk, 1980). Die Weiterentwicklung und -verbreitung solch einer Methode ist ferner abhängig von medizinischen, gesellschaftlichen und politischen bzw. industriellen Unterstützungen. So erwähnt Nieschlag (1991):

> »Der Fortschritt könnte beschleunigt werden, wenn eine größere Anzahl von Arbeitsgruppen auf diesem Gebiet tätig wäre und es durch höheren finanziellen Aufwand gefördert würde. Letztlich müßte sich die pharmazeutische Industrie der männlichen Kontrazeption annehmen ... .«

1.4.3 Beschreibung der Wirkungsweise relevanter Substanzen zur Fertilitätshemmung des Mannes

Theoretisch läßt sich die Fertilität des Mannes auf drei Arten stören, wobei einige Substanzen mehrere Ansatzpunkte haben:

- Suppression der Spermienbildung
- Suppression der Spermienreifung
- Funktionshemmung reifer Spermien

Die Beeinflussung der Fertilität kann, je nach Pharmakodynamik der Substanz, an vier verschiedenen Orten (teilweise gleichzeitig) geschehen:

- Hypothalamus/Hypophyse
- Hoden (Testis)
- Nebenhoden (Epididymis)
- Akzessorische Geschlechtsdrüsen (Bildung des Seminalplasmas)

Da einige der im Folgenden aufgeführten Substanzen gleichzeitig an unterschiedlichen Orten und auf unterschiedliche Weise wirken, bei einigen der genaue Wirkmechanismus noch nicht geklärt ist, läßt sich die vorangestellte Einteilung bei der Aufführung der einzelnen Substanzen nicht einhalten.

An dieser Stelle seien nur die interessantesten mit Unterstützung der WHO untersuchten Substanzen erwähnt, wobei es ausdrücklich nicht darum gehen soll, den aktuellen Forschungsstand zu referieren, als vielmehr darum, darzustellen, auf welche verschiedenen Weisen versucht wird, die Fertilität des Mannes zu beeinflussen

Gossypol

Gossypol ist natürlicher Bestandteil des Baumwollöls, welches in China als Speiseöl zum Kochen und Braten benutzt wird. In einigen Dörfern kam es zu so ausgeprägter ungewollter Kinderlosigkeit, daß dieser Effekt auffiel und eingehende Untersuchungen nach der Ursache auslöste. Gossypol liegt in zwei optischen Isomeren vor, die sich hinsichtlich toxischer und fertilitätshemmender Eigenschaften deutlich unterscheiden (*Knuth und Nieschlag, in Schneider, 1989*). Gossypol verursacht durch eine direkte spermizide Wirkung einen Verlust der Spermienmotilität. Ferner wird spezifisch die mitochondriale Atmungskette der Spermien und des Hodengewebes gehemmt. Ein anderer Effekt ist die hohe Sensitivität zu verschiedenen testikulären LDH Isoenzymen, die durch Gossypol teilweise gehemmt werden. Ein weiterer Angriffspunkt ist die toxische Interaktion mit Selen, welches extrem wichtig für die Aufrechterhaltung der Spermatogenese ist (Waller et al., 1986).

Auch wenn Gossypol selbst mittlerweile nicht mehr so positiv beurteilt wird, so muß doch festgestellt werden, daß es durch diese Substanz zu einer Vermehrung der Forschungsbemühungen im Bereich Fertilitätskontrolle des Mannes gekommen ist (Waller et al., 1986). Zum aktuellen Stand läßt sich sagen, daß die WHO wegen des Auftretens von Hypokaliämien [bei 1% von 8000 freiwilligen chinesischen Männern (Nieschlag et al., 1987)], und wegen irreversibler zytotoxischer Effekte auf den Hoden (in 20-40%), keine weiteren Studien mehr zu Gossypol unterstützt (WHO, 1991). Die recht optimistische Beurteilung bis Mitte der 80er Jahre ist heute nicht mehr zu beobachten. Von dieser Substanz ist über Jahre gedacht worden, daß sie eine echte Chance in der Fertilitätsregulierung des Mannes darstellen würde. Angeblich wird im Juni 1997 eine aus Baumwollextrakten bestehende *Pille für den Mann* von einer brasilianischen Firma (Hebron) auf den Markt kommen (HAZ, 1996).

Inhibin

Inhibin ist ein im Hoden physiologisch gebildeter Hemmstoff der FSH-Sekretion und wirkt selektiv auf FSH, ohne dabei die LH-Sekretion und damit die testikuläre Testosteronproduktion zu beeinflussen. Dies führt über eine Verminderung der Testosteronwirkung in den Tubuli und durch eine Aktivitätsreduktion der Sertolizellen zu einer Verringerung des androgenbindenden Globulins (ABG) (Teichmann, 1991), woraus letztlich eine Hemmung der Spermatogenese resultiert. Der Gegenspieler von Inhibin ist Aktivin. Wahrscheinlich wirkt Inhibin wie Aktivin auch direkt auf die Leydig-Zellen (Mather und Krummen, 1992). Die Produktion von Inhibin wird von Androgenen stimuliert, daraus resultiert ein negatives feedback auf FSH. Bildungsort von Inhibin sind die Sertolizellen. Der Hauptangriffspunkt ist die Hypophyse, wo es die Synthese und Sekretion von FSH reduziert. Es wird ihm auch eine direkte Wirkung auf die Spermatogonien zugesprochen (Demoulin und Franchimont, 1987).

Androgene

Vor mehr als 30 Jahren wurde gezeigt, daß durch Testosteron die Spermiogenese gehemmt werden kann. In den 70er Jahren schlossen sich systematische Studien an und testeten mit Unterstützung des National Institute of Health

(NIH) unterschiedliche Testosteronpräparate auf ihre Verwendbarkeit zur Fertilitätshemmung (*Knuth und Nieschlag, in Schneider, 1989*).

Testosteron hemmt die hypophysäre LH-Sekretion. Die Leydig-Zellen in engster Nachbarschaft der Samenkanälchen verlieren somit ihre Stimulation, und der für eine Samenbildung notwendige hohe intratestikuläre Androgenspiegel fällt ab. Gleichzeitig wird jedoch die allgemeine Virilität durch die exogene Androgenzufuhr aufrechterhalten (*Knuth und Nieschlag, in Schneider, 1989*). Die testikuläre Testosteronkonzentration ist ca. einhundertmal höher als im Blut (Rabe et al., 1985). Bei dem langwirkenden 19-Nortestosteron hat sich herausgestellt, daß die suppressive Wirkung auf die Hypophyse noch größer ist als die von Testosteron (Nieschlag et al., 1992).

Da bei allen hormonalen Methoden einer *Pille für den Mann* auf eine Testosterongabe nicht verzichtet werden kann und häufige Injektionen nicht wünschenswert sind, hat die WHO die Entwicklung eines lange wirksamen Testosteronesters (20 Aet-1) unterstützt, welcher gegenwärtig klinisch getestet wird und der bei i.m. (intramuskulär) Gabe eine Halbwertzeit von 60 Tagen hat. Dies würde Injektionen in monatlichen Intervallen erlauben.

Bislang war man immer davon ausgegangen, daß die Azoospermie, also die völlige Abwesenheit von Spermien im Ejakulat eine Notwendigkeit für eine »Männerpille« darstellen würde. Sollte die gegenwärtig von der WHO unterstützte multizentrische Studie zur Fertilitätshemmung bei schwerer Oligozoospermie[15] zu dem Resultat kommen, daß eine Oligozoospermie ähnlich kontrazeptiv wirksam ist wie eine Azoospermie, so wäre das Ausmaß der Spermatogeneseunterdrückung mit Testosteron als Kontrazeptivum ausreichend (Nieschlag et al., 1992). Neuere Ergebnisse (WHO, 1996) weisen tatsächlich darauf hin, daß auch eine schwere Oligozoospermie für eine anhaltende und reversible Kontrazeption ausreicht.

Androgene plus Gestagene

Die Gabe von Progesteron oder anderen synthetischen Gestagenen führt zu einer Unterdrückung der Gonadotropinsekretion in der vorderen Hypophyse. Dadurch wird die Hodenfunktion effektiv beeinflußt und die Zahl der Spermien sinkt stark ab. Da die Anwendung von Gestagenen zum einen den Testosteron-

15 Vorhandensein *weniger, beweglicher* Spermien im Ejakulat

spiegel verringert und zum anderen einen für Männer ungünstigen Östrogeneffekt hat, muß zusätzlich ein Androgen zur Substitution gegeben werden. Auch ist darauf zu achten, daß ein Gestagen mit geringgradiger Gonadotropin-Suppression (wie z.B. Medroxy-Progesteronacetat) benutzt wird, da diese Gestagene keinen Östrogeneffekt besitzen. Das substituierte Testosteron hat einen synergistischen Effekt bei der Gonadotropinsuppression und hält den für Libido, Potenz und allgemeine Virilisierung notwendigen Testosteronspiegel aufrecht (Paulsen, 1986).

Bei den Androgen-Progesteron-Kombinationen wird kritisiert, daß die zur Suppression der Spermiogenese nötigen Progesteron-Dosen zehnfach höher sein müssen als bei der oralen Kontrazeption der Frau, was zu wesentlich häufigeren und gravierenderen Nebenwirkungen führen würde (Neumann, 1985). Handelt es sich bei dem Testosteronanteil jedoch um 19-Nortestosteron, so wird eine Chance zur klinischen Anwendung gesehen *(Keil et al., 1990; Knuth und Nieschlag, in Schneider, 1989)*, da in einer WHO-Studie bei dieser Kombination (19-Nortestosteron-Hexoxyphenyl-Propionat mit Depot-Medroxyprogesteronacetat) nahezu alle Freiwilligen eine Azoospermie aufwiesen. Es wurde darauf hingewiesen (Nieschlag, 1991), daß es möglicherweise ethnische Unterschiede in der Wirksamkeit von Testosteron oder 19-Nortestosteron in Kombination mit DMPA gibt. Indonesische Männer erreichen einen höheren Grad an Azoospermie als kaukasische Männer.

Androgene plus GnRH (LHRH) - Analoga

Seit 1971 wird mit Nachdruck versucht, Analoga zu synthetisieren, die in der Lage sein könnten, die normale Funktion des LHRH zu inhibieren. Es wurden zwei Klassen von LHRH-Analoga entwickelt, die den Effekt von endogenem LHRH blockieren können. Die erste Klasse sind die antagonistischen Analoga. Dies sind Peptide, die sich an die LHRH-Bindungsstellen im Hypophysenvorderlappen anlagern und LHRH verdrängen. Diese Antagonisten können die Gonadotropinsekretion nicht stimulieren, so daß sie letztlich zu einer starken Gonadotropinsuppression und herabgesetzter Spermienproduktion führen. Die zweite Klasse von LHRH-Analoga sind die superaktiven Agonisten. Diese stimulieren jedoch zunächst die LH- und FSH-Sekretion. Werden sie über einen längeren Zeitraum (mehrere Tage) in hoher Dosierung gegeben, kommt es zu einer paradoxen Absenkung der hypophysären Ansprechbarkeit, so daß die Hypophyse – vermittels Downregulierung der GnRH Rezeptoren (Nieschlag et al., 1992) – nicht mehr auf LHRH anspricht; dadurch werden die Gonadotropinsekretion und die Hodenfunktion unterdrückt.

Mehrere Substanzen dieser beiden Klassen von LHRH-Analoga befinden sich zur Zeit in der Erprobung bei Männern. Man hofft, mit diesen Mitteln eine noch vollständigere Suppression der Gonadotropinsekretion und damit der Spermienproduktion zu ermöglichen als durch Anwendung steroidaler Kontrazeptiva. Da beide Formen von Analoga die endogene Testosteronsekretion unterdrücken, müssen Androgene substituiert werden (*Swanson und Forrest, 1987*). Es wurde festgestellt, daß LHRH Antagonisten ein besseres kontrazeptives Potential haben als LHRH Agonisten (Nieschlag et al., 1986).

Einige Autoren sind der Meinung, daß die Unterdrückung des Serum-LH und -FSH durch Testosteron allein oder in Kombination mit GnRH-Analoga den erfolgversprechendsten Ansatz für eine »Männerpille« darstellen (Behre et al., 1995).

Immunologische Methoden

Bei den immunologischen Methoden sollen spezifische Antikörper gegen körpereigene Antigene gerichtet werden. Die Antigene müssen sich dabei an Strukturen befinden, die für die Aufrechterhaltung der Fruchtbarkeit von wesentlicher Bedeutung sind.

Spermien-Antikörper

Nachdem die Spermatogonien das basale Kompartiment verlassen haben, bilden sie eigene Genprodukte aus. So sind Antigene bei Spermatozyten gefunden worden, die bei Spermatogonien noch nicht gefunden worden sind. Die reifen Spermatozoen sind hochdifferenzierte Zellen mit morphologisch und funktionell verschieden lokalisierten Antigenbereichen in der Membran. Viele dieser Antigene sind integrale Bestandteile der Spermienstruktur und bleiben während der epididymalen Passage erhalten, wobei sich während des Reifungsprozesses Modifikationen ergeben (Alexander, 1986). Würde man nun monoklonale Antikörper gegen Spermabestandteile applizieren, also den Probanden impfen, so würde die Antigen-Antikörper Reaktion zu einer Störung der Spermatogenese führen.

Gonadotropin-Antikörper

Bei diesem Ansatz soll gegen das Gonadotropin FSH immunisiert werden. Da die passive Immunisierung eine häufige Gabe von Antiserum verlangt, versuchte man eine aktive Immunisierung durchzuführen. In einem Tierversuch *entwickelten die Versuchstiere einen hohen Antikörper-Titer, welcher imstande* war, das FSH zu neutralisieren, ohne dabei das LH zu beeinflussen. Das Serumtestosteron blieb in normaler Höhe, was zu der Annahme führt, daß die endokrine Hodenfunktion unbeeinflußt bleibt. Die Spermatogenese wurde zwar gestört, doch der unbeeinflußte intratestikuläre Testosteronspiegel führte zu einer Aufrechterhaltung der Spermatogenese auf einem bestimmten Niveau. So wurden zwar die Spermienzahlen reduziert, doch zur Fertilitätskontrolle des Mannes reichte dies nicht aus (Nieschlag, 1986b).

Bei den immunologischen Methoden wurde kritisiert, daß die Umkehr der Autoimmunität schon beim natürlichen Vorkommen nicht beherrscht werde und daß dieses Problem auch bei induzierter Immunität für die nächsten 20 Jahre ein Problem darstellen dürfte (Klopper, 1987). Da sowohl die passive als auch die aktive Immunisierung gegen FSH nicht zur gewünschten Azoospermie geführt hat, welche als Voraussetzung für eine effektive Fertilitätsregulation des Mannes angesehen wird, wurde dieser Ansatz verworfen (Nieschlag, 1986b).

In einer etwas neueren Untersuchung wurde in einem Tierversuch eine aktive Immunisierung gegen LHRH (Releasing-Hormon von LH) vorgenommen (Ladd et al., 1990). Die Autoren sind zu dem Resultat gekommen, daß die aktive Immunisierung von LHRH das Potential zu einer schnellen und brauchbaren Form einer Kontrazeptionsmethode auf seiten des Mannes besitzt.

Postmeiotisch-epididymale Methoden

Es gibt etliche post-testikuläre Methoden zur Fertilitätshemmung (Waites, 1987), wozu nicht zuletzt die Vasektomie gehört. Hier soll jedoch nur auf das Prinzip epididymal ansetzender Methoden, also auf jene, die während der Nebenhodenpassage wirken, eingegangen werden. Die etwa 12 Tage dauernde Nebenhodenpassage ist notwendig für die Reifung der Spermien. So sind z.B. die Spermien am Ende der Spermatogenese unbeweglich und erlangen ihre progressive Motilität erst durch die Nebenhodenpassage (*Knuth und Nieschlag, in Schneider, 1989*). Das Einwirken von Substanzen auf die Spermien, nachdem sie den Hoden verlassen haben, beeinträchtigt weder Spermatogenese noch Libido oder andere hormonabhängige Ereignisse. Der antifertile Effekt dieser Substanzen setzt schnell ein und läßt nach Absetzen schnell wieder nach. Künstlicher Substratmangel oder eine Unterbrechung der Energiezufuhr durch Hemmung der Laktat- und Pyruvatsynthese stellen mögliche Angriffspunkte dar. Spermatiden und Spermatozoen befinden sich in klar abgegrenzten Körperbereichen. Ein Medikament, das selektiv in diese Kompartimente aufgenommen wird oder hier länger verbleibt als in anderen Körperregionen, könnte daher selektiv eine Schädigung der Spermien erreichen, ohne nennenswerte systemische Wirkungen zu entfalten. Überdies würde ein derartiger Angriffspunkt nicht mehr in genetische Abläufe eingreifen, so daß die Gefahr einer genetischen Schädigung der Nachkommenschaft bei einem Methodenversagen ausgeschlossen wäre. Darüber hinaus müßte eine irreversible Schädigung der Stammzellen nicht befürchtet werden, da diese Substanzen ja erst auf der Stufe der Spermien*reifung* wirksam werden würden (Nieschlag, 1986b).

Tripterygium wilfordii wird als der erfolgversprechendste Vertreter der postmeiotisch-epididymalen Substanzen bezeichnet (Waites, 1987). Tripterygium wilfordii ist ein Heilkraut der traditionellen chinesischen Medizin, das vor 2000 Jahren erstmals erwähnt wurde. Es enthält unter anderem fünf Alkaloide und wird deshalb auch »Multi-Glykosid« genannt, was nicht unbedingt heißen muß, daß die antifertile Komponente ein Glykosid ist. Der erste wissenschaftliche Artikel über Tripterygium wilfordii ist 1936 erschienen. In den letzten 30 Jahren wurde es in der Behandlung der rheumatoiden Arthritis, der chronischen Nephritis, der chronischen Hepatitis, der Thrombozytopenia purpura (Werlhof-Krankheit) und bei verschiedenen Hautkrankheiten eingesetzt (Qian, 1987b; Qian et al., 1995).

Zur Zeit ist es noch ungewiß, ob der Effekt primär im Nebenhoden ansetzt oder ob die kontinuierliche Behandlung auf die testikuläre Funktion einwirkt. Ferner ist noch nicht bekannt, welche der Komponenten von Tripterygium wilfordii für die Fertilitätshemmung verantwortlich ist (Waites, 1987). Eine Beeinflussung der Spermato- bzw. Spermiogenese findet offensichtlich nicht statt (*Keil et al., 1990*). Signifikante Nebenwirkungen wurden nicht festgestellt, eine Beeinflussung der Potenz und der Libido traten in den Studien nicht auf (Qian et al., 1995). Es scheint so zu sein, daß bereits ein Viertel der normalen therapeutischen Dosis, wie sie bei der Behandlung der verschiedenen Erkrankungen zur Anwendung kommt, einen reversiblen antifertilen Effekt hat. Schon jetzt jedenfalls ist Tripterygium wilfordii als Tablette (10 mg) in China erhältlich (Qian et al., 1995).

Wie gezeigt werden konnte, gibt es eine Fülle von interessanten und erfolgversprechenden Ansätzen zur Erforschung einer *Pille für den Mann.*

Wie lange es noch dauern wird, bis für den Verbraucher eine in klinischen Studien hinreichend getestete Substanz vorliegt, hängt vor allem davon ab, wieviel Forschungsgelder in diesen Bereich fließen und ob und wann sich die pharmazeutische Industrie dieses Themas annimmt. Bis dahin wird die Kontrazeption mittels pharmakologisch wirksamer Substanzen weiterhin eine Domäne der Frauen bleiben.

1.5 Die Rolle der Lehr- und Fachbücher bei der Informationsvermittlung medizinischen Wissens

Während des gesamten Medizinstudiums sind Fach- und Lehrbücher die ständigen Begleiter von MedizinstudentInnen. Sie halten die Antworten für die Fragen parat, die den Lernenden beschäftigen. Durch sie erhält der/die Lernende auch eine Fülle von Anregungen zu weiteren Fragestellungen. Der Arzt und Soziologe Ludwik Fleck (Fleck, 1980) bezeichnete Lehrbücher, durch die ja auch die Initiation, also die Einführung der Medizinstudenten in ein Gebiet erfolgt, geradezu als eine Institution des Forscherkollektivs.

Wissenschaft kann weder losgelöst vom Forscher noch vom gesellschaftlichen und zeithistorischen Umfeld betrachtet werden. Die Verteilung von Geldmitteln, faktische Notwendigkeiten (z.B. Ausbruch einer bestimmten Krankheit o.ä.) und persönliche Interessen führen dazu, daß ein Wissenschaftler sich einem bestimmten Problem widmet oder nicht. Und so heißt es in der Einleitung zu Flecks Werk:

> »Wissenschaft ist etwas, das von Menschen kooperativ veranstaltet ist; deshalb müssen neben den empirischen und spekulativen Überzeugungen der Individuen vorrangig die soziologischen Strukturen und die die Individuen verbindenden Überzeugungen der Wissenschaftler berücksichtigt werden.« (Schäfer und Schnelle, 1980, S. XXV)

Karl Mannheim äußert schon 1929 zu der von ihm als Seinsverbundenheit bezeichneten sozialen Abhängigkeit von Wissensäußerungen:

> »Es ist nämlich niemals ein Zufall, wenn eine Theorie als Ganzes oder in einer einzelnen Frage auf einer Stufe relativer Abstraktheit stehen bleibt und der weiteren Konkretisierung Hemmungen entgegensetzt, indem sie diese Konkretisierung entweder für unerlaubt oder für irrelevant erklärt. Auch hier nämlich bestimmt die Seinslage des Betrachtenden.« (Mannheim, 1985, S.237)

Somit hat es Konsequenzen, wenn in Lehr- und Fachbüchern eine unzureichende Berichterstattung vorzufinden ist.

»So hat die Einführung in ein Arbeitsgebiet eher den Charakter einer Indoktrination als den der Weckung kritisch – wissenschaftlichen Denkens. Die Lehrlingszeit [...] ist gekennzeichnet durch ›rein autoritäre Gedankensuggestion‹. ›Jede didaktische Einführung ist also wörtlich eine Hinein-Führung, ein sanfter Zwang‹ [...]. Die besonderen Abhängigkeitsverhältnisse sind für ein Denkkollektiv konstitutiv [...]. ›Tradition, Erziehung und Gewöhnung‹ nennt Fleck als die Faktoren, die die ›Bereitschaft für stilgemäßes, d.h. gerichtetes und begrenztes Empfinden und Handeln hervorrufen‹.« (Schäfer und Schnelle, 1980, S. XXXVI)

Die Wissenschaftler eines Faches befinden sich also innerhalb eines *Denkkollektivs* und gebrauchen einen ähnlichen *Denkstil*, der durch Mitgliedschaft und Identität, Arbeitsweise und Problemstellung, theoretisches Rüstzeug und experimentelle Verwendung ausgebildet bzw. erworben wird (Schäfer und Schnelle, 1980). Fleck (1980) unterscheidet die spezialisierte Wissenschaft nach den drei Typen ihrer Literatur. Es ist die Zeitschriftenwissenschaft, die Handbuchwissenschaft und die Lehrbuchwissenschaft. Die Zeitschriftenwissenschaft ist nach Fleck von dem Tenor des Vorläufigen und Persönlichen geprägt. Nicht zuletzt das Fragmentarische der Probleme und das Zufällige des Materials zeigen dies an. Aufgabe der Handbuchwissenschaft sei demgegenüber die Darstellung in einem geordneten Gesamtsystem. Das Handbuchwissen entsteht allerdings nicht durch bloße Summation der in den Zeitschriften veröffentlichten Einzelarbeiten. Sie stellen vielmehr die Basis dar, auf die das Handbuchwissen aufgebaut wird. Zwischen der Zeitschriftenwissenschaft und der Handbuchwissenschaft besteht nach Fleck ein Spannungsverhältnis, an dem die Wissenschaftsdynamik greifbar wird. Welche Erkenntnisse sich aus der Zeitschriftenwissenschaft in der Lehr- und Handbuchwissenschaft niederschlagen, gibt nicht zuletzt Auskunft über die Interessenlage eine Faches.

Was die männliche Fruchtbarkeitskontrolle betrifft, so muß auch für sie die medizinische Sekundärliteratur (Lehr- und Fachbücher sowie Monographien und Ratgeber) als eine Hauptinformationsquelle betrachtet werden. In einer EMNID Umfrage zum Verhütungsverhalten gaben 31% der Befragten an, Bücher als Informationsquelle zu nutzen (Döring et al., 1986). In den Lehr- und Fachbüchern finden gewöhnlicherweise die Ergebnisse der Einzelarbeiten ihren Niederschlag. Eine in Einzelfragen fachlich genauere Instanz wären sicherlich Artikel in den unterschiedlichen Journals (Contraception, Fertility and Sterility, Journal of Andrology, Journal of Urology, Family Planning Perspectives, Urologe A, u.v.m.). In ihnen wird jedoch meist nur über einzelne Aspekte der jeweiligen Methoden berichtet, so daß eine umfangreiche Information mit einem erheblichen Organisations- und Zeitaufwand verbunden wäre. Nicht zuletzt dürfte es vielen Menschen, denen die wissenschaftliche Literaturrecherche nicht geläufig ist, äußerst schwer fallen, solche Fachjournals einsehen zu können.

Für MedizinstudentInnen und ÄrztInnen stellen viele der untersuchten Bücher überdies eine Art Sozialisationsinstanz dar. Denn es darf nicht außerachtgelassen werden, daß Lehrbücher oft von den Koryphäen eines Faches geschrieben werden. Die Art und Weise, wie über ein Thema berichtet wird, gibt natürlich auch Auskunft darüber, welchen Stellenwert es für den Autor innerhalb seiner Disziplin hat. Der Leser wird sozusagen auf Prioritäten der »scientific community« seines Faches vorbereitet. Daß Lehrbücher im Bewußtsein vieler Menschen als eine wichtige Instanz empfunden werden, wird sprachanalytisch an dem Sprichwort »Wie im Lehrbuch« deutlich.

2. Die Rolle der Vasektomie und der *Pille für den Mann* in den medizinischen Medien

2.1 Zielsetzung und Aufgabe

In der vorliegenden Arbeit soll die Informationsmöglichkeit bzw. die Berichterstattungslage der »echten« Fruchtbarkeitsverhütung auf seiten des Mannes untersucht werden, also zum einen die Sterilisation des Mannes (Vasektomie), als eine der sichersten Methoden überhaupt, die jedoch im Prinzip irreversibel ist und zum anderen die *Pille für den Mann*, bzw. die bis jetzt vorhandenen Ansätze zu einer Fertilitätshemmung auf seiten des Mannes, welche nach den Forderungen der WHO effektiv, reversibel und akzeptabel sein soll (z.B. WHO, 1988a; WHO, 1991).

In erster Linie soll untersucht werden, welche Möglichkeit der Information anhand der medizinischen Sekundärliteratur (also Fach- und Lehrbücher, Ratgeber sowie Monographien) gegeben ist. Diese Berichterstattungslage wird mit der aktuellen internationalen Forschungslage verglichen und an ihr gemessen bewertet.

Da nicht davon ausgegangen werden kann, daß das Gros der MedizinstudentInnen, ÄrztInnen und Laien, die an Fragen der männlichen Fruchtbarkeitsverhütung interessiert sind, sich mittels Fachjournals informieren, ist der Informationsgehalt und die Bewertung bezüglich der »*Männermethoden*« in der durch die vorliegende Arbeit untersuchten medizinischen Sekundärliteratur von besonderer Bedeutung.

Es soll auch untersucht werden, welche Bedeutung die Vasektomie und die *Pille für den Mann* auf Tagungen der Disziplinen Urologie, Andrologie und der praktischen Sexualmedizin hat. Anhand der Veröffentlichungen von Pro Familia soll untersucht werden, wie eine Institution, die Empfängnisverhütungsberatung anbietet, die beiden Themen behandelt. Desweiteren soll der Gegenstandskatalog zum 2. Abschnitt des Staatsexamens Medizin auf die beiden Methoden hin untersucht werden, um ihren Stellenwert innerhalb des Medizinstudiums zu ermitteln.

Ziel der Arbeit ist es also zum einen herauszufinden, ob es möglich ist, sich über die Vasektomie und über eine zukünftige *Pille für den Mann* anhand der zur Verfügung stehenden medizinischen Sekundärliteratur zu informieren, und zum anderen soll eruiert werden, wie das Thema innerhalb der Disziplinen behandelt wird, in denen es am ehesten zu vermuten ist.

Somit wird auch untersucht, wie eine neue Generation von Ärztinnen und Ärzten auf die Möglichkeit der Kontrazeption auf seiten des Mannes vorbereitet wird.

Das Hauptaugenmerk der Arbeit liegt im Besonderen auf den Aspekten der Berichterstattung, die für den Leser von praktischer Relevanz sind, sei er nun Arzt/Ärztin oder Klient. Folgende Punkte sollen im Mittelpunkt stehen:

— Wird überhaupt über die *Pille für den Mann* bzw. die Vasektomie berichtet?
— Wird über die Substanzen oder Methoden, die im Rahmen der WHO erforscht werden, berichtet? (Gossypol, Inhibin, Tripterygium wilfordii, Androgene, Androgene plus Gestagene, Androgene plus GnRH-Analoga, Spermien-Antikörper, Gonadotropin-Antikörper, postmeiotisch-epididymale Methoden) (z.B. WHO, 1979; WHO, 1981; WHO 1985; WHO, 1988a; WHO, 1991).
— Wird die Operationsmethode der Vasektomie beschrieben? Wird die Länge des zu entnehmenden Samenleiterstückes genannt? Werden die histologische Kontrolle der Samenleiterstücke und das postoperative Kontrollspermiogramm erwähnt? Wird zur Reversibilität Stellung genommen?
— Werden ungünstige Vorbedingungen erwähnt, die das Auftreten späterer Probleme wahrscheinlich machen? Wird die Wichtigkeit einer gründlichen Beratung vor der Vasektomie, in der diese Vorbedingungen zur Sprache kommen können, erwähnt?

Es kann und soll nicht das Ziel dieser Arbeit sein, die tatsächliche Einstellung von ÄrztInnen und anderen AutorInnen zum Thema Vasektomie und *Pille für den Mann* zu untersuchen. Darüber hinaus wären die etwaigen Konsequenzen einer unzureichenden Berichterstattung unabhängig von der jeweils individuellen Motivation der Autoren.

2.2 Diskussion der Einzelergebnisse

2.2.1 Vasektomie

2.2.1.1 Übersicht

Anders als bei der *Pille für den Mann* gibt es bei der Vasektomie eine faktische Notwendigkeit der Berichterstattung, die begründet ist durch die Tatsache, daß es sich bei der Vasektomie um den häufigsten operativen Eingriff bei Männern überhaupt handelt (*Mumford, in Swanson und Forrest, 1987, S.211*) und dadurch, daß etwa genauso viele Frauen die »Anti-Baby-Pille« nehmen wie Männer vasektomiert sind (je ca. 60 Millionen weltweit; Mauldin und Segal, 1988; WHO, 1991). Es handelt sich bei der Vasektomie also um eine der wichtigsten kontrazeptiven Methoden, die zur Verfügung stehen.

Neben der allgemeinen Informationsmöglichkeit sollen folgende für die Praxis äußerst relevanten Tatsachen die Diskussion bestimmen, da ihre Nichtbeachtung negative Konsequenzen für den Klienten und den Operateur haben könnte:

- Die Zufriedenheit mit dem Eingriff und das etwaige Auftreten von psychischen, psychosomatischen, sexuellen und auch rein körperlichen Problemen ist bis zu einem gewissen Grade vorhersagbar und vermeidbar.
- Die Erfolgschancen einer potentiellen Refertilisierung sind auch abhängig von der gewählten OP-Technik der Vasoresektion, vor allem von der Länge des entnommenen Samenleiterstückes.
- Die rechtliche Situation des Operateurs bei fehlgegangener Operation kann sich bei nicht vorgenommenen histologischen und spermatologischen Kontrollen sehr ungünstig für ihn auswirken.

In der Diskussion der vorliegenden Arbeit wird besonders auf Aspekte eingegangen, die die oben angegebenen Probleme berühren, da hier die Konsequenzen einer unzureichenden oder unqualifizierten Berichterstattung am ehesten faßbar werden.

Natürlich ließe sich behaupten, daß die Hauptinformationsquelle der Operateure und Berater internationale Fachjournals und Monographien sind und daß operativ tätige Ärzte somit immer nach dem neuesten Stand der Forschung handeln. Dies mag stimmen, würde jedoch eine schlechte Berichterstattung in der untersuchten Literatur keineswegs rechtfertigen. Die beratenden HausärztInnen, Pro Familia BeraterInnen und vor allem auch die an der Vasektomie interessierten MedizinstudentInnen und Laien werden jedoch eher auf die leichter zugängliche medizinische Sekundärliteratur, also Lehr- und Fachbücher bzw. Monographien und Ratgeber zurückgreifen. Auch unter JungassistentInnen ist es nicht unüblich, die Lehr- und Fachbücher des eigenen Faches zu lesen. In der vorliegenden Arbeit wird also untersucht, wie sich die Vasektomie diesen LeserInnen darstellt.

Ein grobes Abweichen der medizinischen Sekundärliteratur von wissenschaftlichen Journals wäre in jedem Fall merkwürdig, zumal die Fachbuchautoren ja teilweise auch diejenigen sind, die in den einschlägigen Fachzeitschriften publizieren. Eine gewisse Zeitverzögerung muß dem Lehr- und Fachbuchautor natürlich zugestanden werden und wird in der vorliegenden Arbeit auch berücksichtigt. Die relevanten Informationen z.B. über Medikamente oder operative Behandlungsmethoden sollten jedoch korrekt in die medizinische Lehr- und Fachbuchliteratur übernommen werden. Ein unkommentiertes Abweichen vom wissenschaftlichen Standard wäre auch kaum zu entschuldigen.

Im Folgenden sollen nun die Äußerungen der untersuchten AutorInnen zur Vasektomie miteinander und im Spiegel internationaler wissenschaftlicher Publikationen diskutiert werden. Anfänglich sei erwähnt, daß 24% der untersuchten AutorInnen gar nicht über die Vasektomie berichten.

2.2.1.2 Vasektomie zwischen freiem Zugang und Reglementierung

Betrachtet man nun die Autoren, die sich explizit zu den Voraussetzungen geäußert haben, so lassen sich drei Gruppen bilden. Gruppe 1 ist für einen freien Zugang zur Vasektomie ohne Einschränkung. Gruppe 2 schränkt den Zugang insofern ein, als daß sie ihn an Indikationen bindet, wobei auch die soziale Indikation zur Familienplanung dazugezählt wird. Gruppe 3 reglementiert den Zugang stärker, läßt beispielsweise nur *schwerwiegende* soziale Gründe zu, warnt vor dem Eingriff schlechthin oder geht davon aus, daß die Sterilisation eigentlich bei der Frau durchgeführt werden müßte, da ja auch nur diese schwanger werden könne.

Keiner der 8 Autoren der Gruppe 1 (freier Zugang) läßt sich in den Gebieten Urologie, Andrologie und Reproduktionsmedizin finden. 5 der 8

Autoren dieser Gruppe befinden sich unter den Verfassern der Monographien über Sterilisation.

Wenn man die Autoren miteinander vergleicht, so fällt auf, daß unter den 8 Autoren der Gruppe 1 (freier Zugang) nur 2 Ärzte sind *(Harmsen, 1981* u. *Petersen et al. 1981). Harmsen* ist der Begründer der Pro Familia und *Petersen* ist Nervenarzt und Psychoanalytiker, der die Vasektomie zur Familienplanung in den 50er Jahren während seiner Tätigkeit in der Schweiz kennengelernt hat. Von ihm wurden zahlreiche Artikel zur Psychosomatik und zu seelischen Folgen der »endgültigen Kontrazeption« verfaßt (u. a. Petersen, 1978, 1979, 1980). Unter den 6 Autoren der Gruppe 2 (Indikationen) befinden sich 5 Ärzte (bis auf *Beer, 1966).* Unter den 7 Büchern der Gruppe 3 (stärker reglementierender Zugang) befinden sich 3 andrologische Bücher *(Heite und Wokalek, 1980; Schirren, 1977* u. *1987)*, außerdem sind alle Autoren dieser Gruppe Ärzte.

Hier sei nur auf die Gruppe der stärker reglementierenden Autoren eingegangen, da es nach *Petersen et al. (1981, S.45)* prinzipiell anzuzweifeln ist, Sterilisationen nach Indikationen regeln zu wollen. Aufgrund statistischer Nachuntersuchungen sind seelische Probleme und Persönlichkeitsstörungen um so eher zu erwarten, je mehr dieser Eingriff reglementiert wird, speziell je mehr die medizinische und genetische Indikation als Rechtfertigung für die Operation ins Feld geführt wird *(Petersen et al., 1981, S.45).*

Bräutigam und Clement (1989) schreiben, daß Chirurgen und Urologen sich nicht selten mit dem Wunsch junger Männer nach Sterilisation konfrontiert sehen, wobei dann bei differenzierter Diagnostik häufig problematische Motivationen und Persönlichkeitszüge festzustellen seien. Es sei davor zu warnen, deren Wunsch, in dieser Form über den eigenen Körper zu verfügen, ohne weiteres nachzugeben. Was hier mit differenzierter Diagnostik gemeint ist und wie häufig welche problematischen Aspekte genau auftreten, geht aus dem Text nicht hervor.

Auch *Vogt (in Eicher, 1980)* hält den Wunsch nach Vasektomie bei jüngeren Männern für problematisch und empfiehlt, die Verhütungsmaßnahmen auf reversible Methoden »abzustellen«. Er schreibt ferner, daß sich der Eingriff nach Meinung des BGH bei einem jüngeren noch unverheirateten oder kinderlosen Menschen in aller Regel verbiete, wenn er nicht medizinisch oder genetisch begründet erscheine. Auch zitiert er die schärfste Variante des Indikationsmodells der Berufsordnung für deutsche Ärzte, indem er *schwerwiegende* soziale Gründe als zulässige Indikation angibt. Dieser Zusatz ist jedoch nur in einigen Landesärztekammern aufgenommen worden. Die Musterberufsordnung der

Bundesärztekammer, wie sie auf dem Deutschen Ärztetag 1977 in Saarbrücken beschlossen wurde, lautet im §4 *(Petersen et al., 1981, S.43)*:

»Sterilisationen sind grundsätzlich zulässig, wenn sie aus medizinischen, genetischen oder sozialen Gründen indiziert sind.«

Im Widerspruch zu *Vogts* Aussage erwähnt *Petersen*, daß der BGH die freiwillige Sterilisation von der Indikationsregel gelöst sehen möchte. Außerdem sei Standesrecht dem Staatsrecht immer nachrangig und staatsrechtlich sei die operative Fruchtbarkeitsverhütung eben nicht verboten. Seit 1975 ist im übrigen keine standesrechtliche Verurteilung wegen Sterilisation aus Gründen der Familienplanung erfolgt *(Petersen et al., 1981)*. *Vogt* wird der Gruppe 3 zugerechnet, weil er sich in zwei Punkten für die stärker reglementierende Fassung entschieden hat. Im Prinzip steht er zwischen Gruppe 2 und Gruppe 3. *Schirren (1977)* schreibt, daß er nichts davon halte, das Vorgehen durch den Gesetzgeber einzuengen. Er stellt statt dessen »Minimalforderungen« auf, die in jedem Fall erfüllt sein müssen. Diese Minimalforderungen, die in der Praxis natürlich einengend sind, bezeichnet er als »Hamburger Modell«. In diesem Modell verlangt er nun u.a. eine:

»Schriftliche Erklärung des Hausarztes oder des Gynäkologen über die Notwendigkeit der Vasektomie mit Indikationsangabe, gegebenenfalls Angabe, aus welchen Gründen eine Operation bei der Frau kontraindiziert ist.«

Diese »unbedingten Voraussetzungen« erwähnt er erneut auch 1987. Auch *Heite und Wokalek (1980)* verlangen sowohl eine schriftliche Bestätigung »z.B. der Kontraindikation für hormonelle Kontrazeption bei der Ehefrau« (»Hamburger Modell«), als auch die schwerwiegende soziale Indikation. *Völter (1984)* erwähnt die *schwerwiegende* soziale Indikation. Auch *programmed®* (1980) erwähnt das von *Schirren* inaugurierte »Hamburger Modell«. Bei dem sogenannten »Hamburger Modell« handelt es sich um das frauenfeindlichste Kriterium der gesamten untersuchten Literatur. In ihm wird mit Selbstverständlichkeit davon ausgegangen, daß sich in erster Linie die Frau um die Kontrazeption zu kümmern habe, was im Falle der Sterilisation auf seiten der Frau angesichts der wesentlich höheren Morbiditäts- und Mortalitätsrate lebensgefährlich und massiv gesundheitsgefährdend sein kann. Die Frauen werden also dazu verurteilt, alle Nebenwirkungen und Gefahren der Kontrazeption allein zu tragen. Nur bei ausgesprochenen Kontraindikationen würden sie von ihrer Last befreit werden. *Schirren (1990)* schreibt weiter:

»...es darf nicht vergessen werden, daß die Vasektomie immer nur unter bestimmten Voraussetzungen praktikabel sein kann... . Dementsprechend muß für dieses Verfahren ein besonderes Vorgehen ausgearbeitet werden, an dessen strikte Durchhaltung man sich unbedingt halten muß... .«

Und hier führt er wieder sein »Hamburger Modell« an, das er 1972 eingeführt hat. Der Passus mit der geforderten schriftlichen Erklärung des Gynäkologen fehlt jedoch nun. *Schirren* macht nicht explizit klar, warum man sich unbedingt und strikt an dieses Modell zu halten habe. *Petersen et al. (1981, S.45)* bezeichnen denn auch die ärztlichen Standesordnungen, die nur oder überwiegend medizinische, genetische und soziale Indikationen zulassen, als »potentielle Gesundheitsgefährdung«. Der tiefere Grund für dieses Phänomen sei darin zu finden, daß sich Patienten, die sich nur auf die ärztliche Indikation berufen, ihrer Entscheidungsfreiheit beheben würden und vor der Operation keine echte Entscheidungsarbeit mehr leisteten. Die standesrechtliche Regelung führt also zur Entscheidungsschwächung des Patienten und kann so zu späteren seelischen Schäden führen.

Wollte man sich nach den reglementierenden Autoren richten, so wäre die Vasektomie im Dienste der Familienplanung kaum durchführbar. Die meisten Sterilisationen werden jedoch aus Gründen der Familienplanung durchgeführt *(Petersen et al., 1981, S.17)*. *Petersen et al. (1981)* weisen darauf hin, daß auch der jeweilige Ehepartner die Einwilligungserklärung mit unterschreiben sollte *(S.114-116; 131-134)*.

2.2.1.3 Thematisierung der Vasektomie in den einzelnen Disziplinen

Schaut man sich nun die Berichterstattung über die Vasektomie innerhalb der Disziplinen an, so fällt auf, daß *Bandhauer und Frohmüller (1986)* und *Hofstetter und Eisenberger (1986)*, also 2 der 9 Urologiebücher, die Vasektomie gar nicht erwähnen. Die 7 Autoren, die über die Vasektomie schreiben, gehen alle auf weniger als 3 Seiten darauf ein. *Sökeland (1987)* berichtet über die Vasektomie unter der Kapitelüberschrift »*Sexualpathologie des Mannes*«, was erahnen läßt, welchen Stellenwert sie für diesen Autor hat.

Auch bei den Andrologiebüchern ist in 2 der 8 Bücher nichts zur Vasektomie zu finden *(Fritsch und Trenkwalder, 1985* u. *Schirren 1965)*, und nur 1 von 6 Autoren schreibt mehr als 2 Seiten. *Heite und Wokalek (1989)* sind die einzigen, die schreiben, daß der Eingriff üblicherweise in Vollnarkose durchgeführt werde. Diese Aussage ist faktisch gesehen falsch. Es ist nicht nötig, dem Patienten bei einem derart kleinen lokalen Eingriff das erhöhte Risiko einer Vollnarkose zuzumuten. *Ludvik (1976)* äußert sich zwar nicht zu den unter den Nebenwirkungen relativ häufig vorkommenden Haematomen, erwähnt jedoch, daß das Auftreten einer Fournierschen Gangrän im Anschluß an die Vasektomie beobachtet worden sei, was kein anderer Autor erwähnt und wohl auch höchst selten auftritt. Bei einer solchen Aussage erscheint die Vasektomie gefährlicher, als sie in Wirklichkeit ist.

In der Reproduktionsmedizin berichten nur 2 von 4 und im Bereich männliche Sexualität nur 1 von 4 Autoren über die Vasektomie. 9 von 25 Autoren der Disziplinen Urologie, Andrologie, Reproduktionsmedizin und männliche Sexualität ignorieren die Vasektomie gänzlich, 2 von ihnen (*Hofstetter und Eisenberger, 1986* und *Müller, 1990)* erwähnen jedoch die Refertilisierung. Dieses Ergebnis überrascht insofern, als es sich um die Fachrichtungen handelt, bei denen am ehesten zu erwarten gewesen wäre, daß alle Autoren umfangreich über die Vasektomie berichten. Dagegen wird z.B. in allen 10 Büchern mit dem Titel *Kontrazeption bzw. Empfängnisverhütung* auf die Vasektomie eingegangen.

Bei nicht wenigen Büchern überrascht die falsche Darstellungsweise der Vasektomie. *Kress (in Dunde 1992)* erklärt die Sterilisation als die »chirurgische Durchtrennung der Samenfäden«, was operativ gesehen ein äußerst schwieriges Unterfangen darstellen dürfte. Sie schreibt weiter: »In etwa 90% der Fälle, je nachdem, wie lange eine Sterilisation zurückliegt, gelingt die Refertilisierung.« Hier verwechselt sie offensichtlich Rekanalisierung mit Refertilisierung. Einige Männer sind nach Reanastomoseoperationen aufgrund von Spermienantikörpern, die sich nach der Vasektomie gebildet haben, weiterhin infertil, somit kann Rekanalisierung nicht mit Refertilisierung gleichgesetzt werden. Eine solche Gleichsetzung könnte falsche Erwartungen bei vasektomierten oder vasektomiewilligen Männern wecken. Mehrere Autoren bezeichnen die Vasektomie als die Durchtrennung des Samen*stranges* bzw. setzen Ductus deferens (Samenleiter) mit Funiculus spermaticus (Samenstrang) gleich *(Vogt, in Eicher 1980; Heite und Wokalek, 1980; Hohenfellner und Zwingg, 1983; Huber, 1988)*. Eine Unterbindung des Samenstranges würde zu einer Hodennekrose führen, da in ihm die den Hoden versorgenden Blutgefäße und Nerven verlaufen. Diese Beispiele mögen veranschaulichen, wie ungenau die Kenntnisse der Reproduktionsphysiologie des Mannes häufig sind und wozu es führen könnte, wenn man in diesen Fällen »wie im Lehrbuch« handeln würde.

2.2.1.4. Erwähnung der kontrazeptiven Sicherheit

Insgesamt äußern sich nur 50% der Autoren zur kontrazeptiven Sicherheit der Vasektomie. Dies erscheint niedrig, da der Pearl-Index, also die Sicherheit, eine der wichtigsten Informationen über ein Kontrazeptivum überhaupt ist. Außerdem gehört die Sicherheit der Methode zu einer ausführlichen Aufklärung und sollte, wie der Hinweis auf die Notwendigkeit einer postoperativen Kontrolle des Ejakulates, in der Krankenakte dokumentiert sein (Thon et al., 1992). Die Autoren, die über die Sicherheit schreiben, benutzen keine einheitliche Terminologie. Einige sprechen von einer Versagerquote, andere wiederum nennen einen Pearl-Index *(Barth und Strauss, 1986)*. Auch schwanken die Angaben beträchtlich. So geben einige Autoren Versager von bis zu 6% an (u.a. *Blume, 1987, 1991; Alken, in Eser, 1980; Rabe und Runnebaum, 1982)*, und andere geben eine Quote von weit unter 1% an (u.a. *Bettendorf und Beckwoldt, 1989; Petersen et al., 1981)* oder bezeichnen die Vasektomie als eine der sichersten Methoden (u.a. *Beer, 1966; Hohenfellner und Zwingg, 1983; Haeberl, 1985). Teichmann (1991, S.202/203)* erklärt zum Thema Sicherheit:

> »Späte Rekanalisierungen, nachdem bereits 2 Spermiogramme keine Spermatozoen mehr ergeben haben, sind nur in 0,3 bis 1 ‰ berichtet worden ... . Nur diese können als eigentliche Versager eingestuft werden, da Kontrolle und Sicherung des Operationserfolgs der Methode zugehören und einen entsprechenden Zweiteingriff in 1 bis 4 ‰ zur Folge haben.«

Und abschließend heißt es:

> »Die chirurgischen Sterilisationsverfahren einschließlich der Vasektomie weisen Versagerraten von nur wenigen Promille auf, sieht man von heute nicht mehr gebräuchlichen Varianten ab.«

Spricht man also von kontrazeptiver Sicherheit der Vasektomie, so sollte dies beachtet werden. Von den Urologieautoren erwähnt 1 der 7 Autoren die Sicherheit, von den Andrologen sind es 3 der 6, die auf diesen für Kontrazeptionsmethoden zentralen Punkt eingehen. Es sei darauf hingewiesen, daß eine späte spontane Refertilisierung aufgrund spontaner Rekanalisierung durch gelegentliche Spermiogrammkontrollen auffallen würde.

2.2.1.5 Erwähnung der Operationstechnik

Die histologische und spermatologische Kontrolle wird gesondert behandelt. Unter dem Item Operationstechnik wird vor allem auf die empfohlene Resektionslänge eingegangen. Ersteres ist für die rechtliche Absicherung des Operateurs und zur Sicherung des Operationserfolges von Wichtigkeit und letzteres könnte Konsequenzen bei einer später evtl. doch gewünschten Refertilisierung haben.

Unter dem Item OP-Technik fällt auf, daß die Berichterstattung eine erhebliche Bandbreite aufweist. Die erwähnte Technik reicht von einfacher zu doppelter Ligatur mit resorbierbarem oder nichtresorbierbarem Nahtmaterial. 16 der 38 Autoren (d.h. 42%) äußern sich zur Koagulationstechnik und 10 (d.h. 26%) nehmen zum Thema Clips Stellung. 11 der 38 Autoren (29%) erwähnen die Methode der reversiblen Vasokklusion.

Nur 47% der Autoren, die über die Vasektomie berichten, erwähnen die konkrete Länge des zu resezierenden Samenleiterstückes. Dabei differiert die angegebene Länge insgesamt um den Faktor 17 und reicht von 3 mm bis 5 cm. 11 Autoren (d.h. 29%) geben 2 cm oder mehr an. Dies überrascht ein wenig, da schon Pabst (1977) zu bedenken gab, daß nicht mehr als 1,5 cm entnommen werden sollten, da sonst eine möglicherweise später gewünschte Refertilisierungsoperation erschwert oder ausgeschlossen sein könnte. Wagenknecht (1980) gibt zu bedenken, daß eine Ductus-Exzision von 1 bis 3 cm im unteren und mittleren Skrotalbereich schon eine Epididymo-Vasostomie erforderlich mache, die schlechtere Erfolgschancen hat als eine Vaso-Vasostomie. Auch Silber (1978) und Lee (1986) bezeichnen die Fälle, bei denen ein sehr langes Segment entnommen wurde, als ungünstig. Bagshaw et al. (1980) sprechen davon, daß es völlig unnötig sei, ein Segment zu exzidieren, und wenn es denn unbedingt sein müsse, so möge es doch möglichst klein ausfallen. Auch in neueren Arbeiten wird von einer Resektionslänge von nur 1-2 cm ausgegangen (Thon et al., 1992), welche vollkommen ausreiche. Außerdem bietet die Entnahme von 3 bis 5 cm des Samenleiters keineswegs eine Garantie dafür, daß nicht doch spontane Rekanalisationen auftreten (Wagenknecht, 1991).

Im Hinblick auf evtl. schwierigere Refertilisierungsoperationen verwundert es, daß 3 der Urologieautoren 3 cm und mehr (bis zu 5 cm) zu resezieren fordern. Bei den Andrologen gibt einer »2 bis 4 cm« an. Die anderen, bis auf *Krause und Rotauge (1991)*, die 1 cm empfehlen, gehen gar nicht auf die Länge ein. Angesichts der Tatsache, daß 87% der Autoren die Möglichkeit der

Refertilisierung erwähnen, sowie zusätzlich 2 Autoren, die zur Vasektomie selbst nichts schreiben, überrascht die recht großzügig angegebene Resektionslänge von bis zu 5 cm. Auch wenn man den Eingriff als endgültig ansieht, was ja auch von den meisten Autoren so geäußert wird, so weiß man doch, daß ein gewisser Anteil von vasektomierten Männern später eine Refertilisierungsoperation wünscht. Die Anzahl dieser Männer kann durch qualifizierte Beratung verringert werden, ganz ausschließen läßt sich jedoch ein späteres Bereuen des Entschlusses nie. Und somit wäre es nur konsequent, eine Operationsmethode zu empfehlen, die sich leichter rückgängig machen läßt.

2.2.1.6 Erwähnung einer histologischen Kontrolle und der Kontrolle des Ejakulates

Bedenkt man, daß schon *Beer (1966)* und *Schirren (1977)* eine histologische Kontrolle der entnommenen Samenleitersegmente zur Operationssicherung fordern, so verwundert es, daß nur 37% der Autoren eine solche Kontrolle empfehlen. Besonders überraschend ist, daß nur in jeweils 3 Büchern der Urologie und Andrologie die histologische Kontrolle gefordert wird, obwohl dies doch die Disziplinen sind, in denen der Eingriff durchgeführt wird. Dieses Ergebnis dürfte als eine eklatant schlechte Berichterstattung gewertet werden, da im Gegensatz dazu eine Befragung von 460 deutschen Urologen ergeben hat, daß 91,7% der befragten Operateure eine histologische Untersuchung der resezierten Samenleiterenden durchführen (Carl et al., 1985). Auch andere europäische Operateure erwähnen die histologische Kontrolle zur Operationssicherung (Kjersgaard et al., 1989).

Ist der Sterilisationseingriff mißlungen, haftet der Arzt wegen Vertragsverletzung, wenn er es nachweislich an der erforderlichen Sorgfalt hat fehlen lassen. Zu dieser Sorgfalt gehört neben der spermatologischen Kontrolle auch die histologische Kontrolle. Bestehen aufgrund des histologischen Befundes Bedenken, ob der Eingriff gelungen ist, muß dies dem Patienten sofort mitgeteilt werden, damit dieser entscheiden kann, ob er den Eingriff wiederholen lassen möchte (Thon et al., 1992).

Mittlerweile sind Gerichtsverfahren von vasektomierten Vätern gegen die Operateure auch in der Bundesrepublik gewonnen worden. Wenn nach zweimaliger Vasoresektion über Monate hinweg noch Spermatozoen in Millionenhöhe im Ejakulat auftreten, beträgt die Chance einer zweimaligen spontanen Rekanalisation bzw. die einer anatomischen Variante nur noch 1:26 Millionen.

Wahrscheinlicher ist dann ein Operationsfehler (Wagenknecht, 1991). Immerhin führen 94,7 % der befragten Urologen eine solche spermatologische Kontrolle durch, 80 % führen zwei Kontrollen durch und 43% halten eine dritte Kontrolle für notwendig (Carl et al., 1985).

Die spermatologische Kontrolle nach Vasektomie wird nur von 66% der untersuchten Autoren erwähnt. Auch hier sind es wieder nur 4 der 7 Urologieautoren und 4 der 6 Andrologieautoren, die die Notwendigkeit dieser Kontrolle erwähnen. Dieses Ergebnis ist besonders unverständlich, da durch die spermatologische Kontrolle der Operationserfolg und somit die Unfruchtbarkeit – durch Feststellung einer Azoospermie – gemessen wird. Die Monographien erwähnen hingegen alle die spermatologische Kontrolle, wohingegen nur 4 der 7 Monographien die histologische Kontrolle erwähnen. Eingedenk der Konsequenzen einer nicht durchgeführten spermatologischen Kontrolle muß die Berichterstattungslage im Bereich *Sicherung des Operationserfolges* als äußerst unzulänglich bezeichnet werden. Immerhin können die Schadensersatzansprüche neben dem Unterhaltsbedarf des Kindes bis zum 18. Lebensjahr auch ein an die Mutter zu zahlendes Schmerzensgeld beinhalten. Weist man jedoch den Klienten auf die Notwendigkeit von zwei Kontrollspermiogrammuntersuchungen hin und vereinbart mit ihm entsprechende Termine, so ist die Pflicht des Arztes damit erfüllt. Dies sollte man in den Krankenpapieren dokumentieren. Es empfiehlt sich, den Klienten schriftlich über die Notwendigkeit der Nachuntersuchung aufzuklären. Der Arzt ist allerdings nicht verpflichtet, den Patienten an nicht eingehaltene Kontrolltermine zu erinnern (Thon et al., 1992). Man sollte sich jedoch überlegen, ob nicht eine »Erinnerungspostkarte«, die vom Praxiscomputer automatisch zu dem fälligen Datum erstellt werden könnte, ein effektives Entgegenkommen des Arztes bedeuten könnte, das gleichzeitig die Compliance des Klienten verbessern würde.

Die Vielzahl der zur Samenleiterdurchtrennung vorgeschlagenen Techniken zeigt, daß trotz der hohen Zahl durchgeführter und in der Literatur beschriebener Vasoresektionen immer noch eine Standardisierung der Technik fehlt (Wagenknecht, 1991). Von einer einheitlichen Methode kann also nicht gesprochen werden. Es werden die unterschiedlichsten Methoden favorisiert. Auf der 34. Tagung der Deutschen Gesellschaft für Urologie äußert WAGENKNECHT (1982), daß eine Standardisierung der Technik auch in der Weltliteratur noch fehle.

Ney (1981) hingegen äußert die Meinung: »Im Gegensatz zur Sterilisation der Frau ... gibt es bei der Vasektomie, der Sterilisation des Mannes, keinerlei medizinische Meinungsunterschiede. Der operative Weg ist eindeutig ... .« Diese Äußerung ist vielleicht verständlich, wenn man bedenkt, daß der Autor kein Arzt ist. Seine Ratgeber sind eine Art *Betroffenheits- oder Selbsthilfeliteratur*.

2.2.1.7 Erwähnung von günstigen und ungünstigen Vorbedingungen und Hinweisung auf die Wichtigkeit der Beratung

In der Beratung besteht die Möglichkeit, die günstigen und ungünstigen Vorbedingungen zu erfassen. Durch dieses »Screening-Verfahren« können dem Arzt und dem Klienten (dem Paar) ungünstige Vorbedingungen, die das spätere Auftreten von psychischen oder psychosomatischen Problemen wahrscheinlich machen, bewußt werden. Somit kann also auch die Rate der später Refertilisierungswilligen gesenkt werden, was angesichts der immer noch eingeschränkten Refertilisierungserfolge von max. 50% bis 75% (Bandhauer et al., 1992) von entscheidender Bedeutung ist. Nach einer bundesweiten Umfrage (zit. nach *Schnürle, 1991*) haben sich 6% der zeugungsunfähigen Männer refertilisieren lassen. GOEBEL ET AL., (1989) zitieren zum Thema »dauerhafte negative Verarbeitung« Zahlen zwischen 2% und 5,3%. Da es sich meist um retrospektive Studien handele, sei deren Gültigkeit jedoch anzuzweifeln. Diese Zahlen erscheinen sehr hoch vor dem Hintergrund, daß Petersen (1978) bei Durchsicht sämtlicher weltweit veröffentlichter psychologisch-psychiatrischer Nachuntersuchungen nur einen Anteil von 1,3% der Männer findet, die unzufrieden mit dem Eingriff gewesen waren. Grund für die hohen Unzufriedenheitsraten könnte die zunehmende Einstellung niedergelassener Urologen sein, die Vasektomie nicht mehr als irreversiblen Eingriff aufzufassen (Goebel und Ortmann, 1987).

Sinn der Beratung jedenfalls ist es, evtl. vorhandene »psycho-soziale Risikofaktoren« herauszufinden, da diese zu einer Fehlentscheidung des Klienten führen könnten. Wichtig für die günstige Verarbeitung ist es, daß es sich um eine reife Entscheidung bei eindeutiger Motivation handelt (z.B. *Petersen et al., 1981*; *Schnürle, 1991)*. So haben GOEBEL ET AL. (1989) in einer prospektiven Studie eine Risikogruppe von 23,5% ermittelt. Diese Gruppe wäre noch größer gewesen, wenn nicht 6,4% der Männer nach dem tiefenpsychologischen, neutral gehaltenen Erstinterview ihre Entscheidung, sich vasektomieren zu lassen, zurückgenommen hätten. Hervorzuheben ist hierbei, daß alle Männer bereits ärztlicherseits beraten worden waren und einen festen Operationstermin hatten. Die Autoren erklären das »Abspringen« der 10 Männer (6,4%) damit, daß sie mit Themenbereichen konfrontiert wurden, die eine Anregung der inneren Auseinandersetzung mit der Vasektomie zur Folge hatte. In dieser Studie äußerten in der Nachuntersuchung (vier Jahre später) 3,7% der Männer, daß sie den Eingriff nicht noch einmal durchführen lassen würden und 8,8% der Männer, daß sie unsicher seien, ob sie ihn noch einmal durchführen lassen würden. In einer dänischen Studie an 244 Männern bereuten 7,4% der Männer ihre Entscheidung, sich vasektomiert haben zu lassen (Rungby et al., 1994). Von diesen waren 39% jünger als 30 Jahre und 94 % gingen eine Beziehung mit einer neuen Frau ein.

Lediglich 4 der 38 Autoren (11%) (*Blume, 1991; Schnürle, 1991; Mumford, in Swanson und Forrest, 1987* und *Petersen et al., 1981)* geben dem Thema »ungünstige Vorbedingungen« und »Beratung« einen größeren Raum und gehen detailliert und differenziert auf diese Aspekte ein. Folgende stichpunktartige Aufzählung *(Schnürle, 1991)* soll veranschaulichen, welche Faktoren für eine reife Entscheidung und somit für eine günstige Verarbeitung wichtig sind.

Die Vasektomie sollte:

- unabhängig von Schwellensituationen sein (z.B. Schwangerschaftsabbruch, Trennung, neue berufliche Orientierung),
- nicht gegen den Willen der Partnerin durchgesetzt werden[16],
- im Bewußtsein der Endgültigkeit gefaßt werden,
- bei kinderlosen Männern im Bewußtsein der »Fällung des Stammbaums« getroffen werden,
- nicht auf Drängen der Partnerin vorgenommen werden,
- nicht als »progressives« Verhalten entsprechend eines vorherrschenden Zeitgeistes mißverstanden werden,
- nicht der Behebung psychosexueller Störungen dienen,
- nicht der Behebung von Problemen in der Partnerschaft dienen,

---

16 Deshalb empfehlen einige Autoren, die Einverständniserklärung auch von der Frau unterschreiben zu lassen.

— nicht als Ersatz für die Anwendung von Kondomen dienen, mit denen man nicht zurechtkommt, bzw., wenn man Vorurteile gegen Kondome hat,
— nicht als temporäre Verhütungsmethode mißverstanden werden, was z.B. wegen der oberflächlichen Meldungen über sagenhafte Refertilisierungschancen in der Boulevardpresse nicht selten vorkommt.

Die Aufgabe für den Berater/die Beraterin liegt u.a. darin, herauszufinden, ob der Klient die Vasektomie im neurotischen Sinne als Konfliktlösungsversuch einsetzen will. Da sich dies um einen untauglichen Lösungsversuch handelt, sollte das Ziel der Beratung sein, den Klienten oder das Paar damit zu konfrontieren (GOEBEL ET AL., 1989).

Petersen et al. (1981) weisen auf die Wichtigkeit hin, daß beide Partner sich mit dem Vasektomieentschluß innerlich einverstanden erklären. Andererseits könnte es zu Problemen in der Partnerschaft kommen. So wird über Frauen berichtet, die nach der Vasektomie ihres Mannes funktionelle Beschwerden zeigten und deren Interesse am Sex nachgelassen hatte. Dahinter verbargen sich gemischte Gefühle der Frauen und die Befürchtung, die Vasektomie mache den Mann für andere Frauen attraktiver und sei folglich aus egoistischen Gründen gewählt worden. Die Beratung könnte genutzt werden, evtl. latent vorhandene Ängste und Bedenken *beider* Partner aufzuzeigen und zu thematisieren. Das Paar hätte so die Chance, evtl. unterschiedliche Motive untereinander zu klären und zu einer gut überlegten Entscheidung zu kommen. Es wird eine Umfrage zitiert *(S. 116)* nach der 90,5% der Ärzte und 85,4% der Klienten eine Vasektomie gegen den Willen der Partnerin ablehnten.

In der Praxis dürfte der Passus mit dem Einverständnis der Partnerin in vielen Fällen nicht unproblematisch sein. Viele Männer leben von ihren Frauen getrennt, sind kurz vor der Scheidung[17], leben allein, haben keine feste Partnerin oder häufig wechselnde Partnerinnen[18]. Darüberhinaus könnten sie ihrem Urologen einfach erzählen, daß sie momentan keine Partnerin hätten,

17 Es muß hier nochmals darauf hingewiesen werden, daß es gerade die Schwellensituationen sind, die eine ungünstige Vorbedingung darstellen.

18 Vasektomie als kontrazeptive Absicherung bei Promiskuität dürfte seit Vorhandensein des Infektionsrisikos mit HIV weniger aktuell sein als noch in den 70er und 80er Jahren.

sich aber dennoch vasektomieren lassen wollen. Sollten diese Männer kein Recht auf eine Vasektomie haben?

Die Entscheidung zu dem Eingriff sollte bei dem Klienten liegen. Das Recht auf freie Entscheidung über die eigene Fruchtbarkeit beinhaltet auch ein Recht auf späteres Leiden. Auch dieses ist ein Aspekt und eine Qualität menschlichen Daseins schlechthin *(Petersen et al., 1981)*, denn:

> »Im Sinne einer umfassenden Anthropologie gehören Leid und Schmerz ebenso zur Würde und Freiheit des Menschen wie Glück und Wohlbefinden.« *(Petersen et al., 1981, S.35)*

Bei all diesen Überlegungen darf nicht vergessen werden, daß die meisten Männer, je nach Autor zwischen ca. 90% bis 98% (und mehr), mit dem Eingriff zufrieden sind. Da jedoch die niedergelassenen Urologen in letzter Zeit mehr und mehr dazu übergehen, die Vasektomie nicht mehr als irreversibel darzustellen (Goebel und Ortmann, 1987), wird damit gerechnet, daß die Anzahl der Refertilisierungssuchenden überproportional ansteigt. Goebel und Ortmann (1987) halten den Entschluß, sich vasektomieren zu lassen, bei Männern unter 30 Jahren für problematisch, da bei diesen der Identitätsfindungsprozeß noch nicht abgeschlossen sei. Abgeschlossene Ausbildung und Erfolg im Beruf führen häufig zu einem veränderten Selbstwertgefühl, aus dem heraus sich die Ansichten über Partnerschaft und Kinder verändern können. Die Autoren halten es auch für notwendig, daß die Partnerin eine Sterilisation im Prinzip auch an sich vornehmen lassen würde. Hieraus spräche, daß sie den Schritt innerlich mittrage, ihn respektiere und nicht als Unterwerfungsgeste mißverstehe. Ein Schwangerschaftsabbruch in der Vorgeschichte sei ungünstig, da dieser häufig Schuldgefühle mobilisiere. In solchen Schwellensituationen sollten lebenswichtige Entscheidungen nicht getroffen werden. Zumal sie als Selbstbestrafungsversuch oder Opfer für die Partnerin motiviert sein könnten, was die Wahrscheinlichkeit einer negativen Verarbeitung vergrößern würde.

Nur 3 der 10 Bücher im Bereich Kontrazeption/Empfängnisverhütung erwähnen die ungünstigen Vorbedingungen und die Beratung, 5 der 7 Vasektomie-Sterilisationsbücher gehen auf den Aspekt »Beratung« ein, und alle Autoren dieser Gruppe erwähnen die »Vorbedingungen«. Äußerst befremdend wirkt die Tatsache, daß kein Urologiebuch und nur 2 der 8 Andrologiebücher auf diese Items eingehen. Ein besonderes Gewicht bekommt dieses Ergebnis, wenn man bedenkt, daß Urologen schließlich diejenigen sind, die den Eingriff durchführen.

Insgesamt erwähnen 47% der untersuchten Autoren günstige und ungünstige Voraussetzungen, die das Auftreten von Problemen beeinflussen, und nur 37% der Autoren erwähnen die Wichtigkeit der Beratung explizit. Da die Rate der unzufriedenen, evtl. eine Refertilisierung wünschenden Männer von einer stattgefundenen Beratung und deren Qualität abhängig ist, muß das Ergebnis der untersuchten Bücher als besorgniserregend bezeichnet werden.

2.2.1.8 Kongresse und Veröffentlichungen der einzelnen Disziplinen

Betrachtet man die Kongresse der Deutschen Gesellschaft für Urologie (von 1951 bis 1988), so muß festgestellt werden, daß lediglich in 5 von 3822 Vorträgen die Vasektomie thematisiert wird. Eine differenzierte Auseinandersetzung mit den ungünstigen Vorbedingungen und der Beratung erfolgt nur in dem Vortrag von PETERSEN (1982). Obwohl WAGENKNECHT (1982) in seinem Vortrag darauf hinweist, daß eine Standardisierung der Technik in der Weltliteratur noch immer fehlt, führt das nicht zu einer häufigeren Thematisierung der Vasektomie auf diesen Kongressen. Zum Vergleich seien hier einige andrologische Vorträge der urologischen Kongresse zu den Themen Fertilität, Impotenz, Ejakulationsstörungen und Funktionsstörungen im Bereich des Penis aufgeführt:

— 8 Vorträge zum Thema Fertilität und künstliche Insemination (1955)
— 15 Vorträge zu den Themen Infertilität, Insemination und Operationen am äußeren Genitale (1970)
— 19 Vorträge im Fortbildungsseminar Andrologie (1976)
— 4 Vorträge zum Thema Fertilität (1980)
— ca. 70 Vorträge zu den Themen Erkrankung und Funktionsstörung im Bereich des Penis (1981)
— 9 Vorträge zu den Themen Impotenz, erektile Dysfunktion und Penisdeviation (1986)

Diese Auflistung wird erwähnt, um zu veranschaulichen, daß andrologische Vorträge keine Seltenheit auf den urologischen Kongressen sind. Schließlich betrachtet sich auch der Urologe als Männerarzt (z.B. Meyer-Delpho, 1984).

Die Tatsache, daß SCHULZE-SEEMANN (1986) in seiner »Geschichte der dt. Gesellschaft für Urologie« die Vorträge zur Vasektomie nicht erwähnt, kann als Hinweis dafür gewertet werden, daß die Kontrazeption auf seiten des Mannes kaum Gewicht innerhalb des urologischen Selbstverständnisses hat.

Angesichts der Feststellung, daß die Vasektomie der häufigste operative Eingriff bei Männern überhaupt *(Mumford, in Swanson und Forrest, 1987, S.211)* und sicherlich der häufigste operative Eingriff in der Urologie ist, muß es als defizitär bezeichnet werden, daß die Vasektomie so selten Gegenstand von urologischen Vorträgen war. Unverständlich ist auch, daß nicht ein einziger der 100 andrologischen Vorträge der Deutschen Dermatologischen Gesellschaft (von 1939 bis 1988) die Vasektomie zum Thema hat.

Es drängt sich immer wieder der Verdacht auf, daß Andrologen und Urologen zwar in ihrer praktischen Tätigkeit die Vasektomie ausführen, daß jedoch eine wissenschaftliche Auseinandersetzung mit dem Thema unterbleibt. So stellt sich die Andrologie auch in jüngster Zeit in der Öffentlichkeit zwar als »interdisziplinäre Aufgabe« und als »operativen Schwerpunkt innerhalb der Urologie« dar (Sökeland, 1993), bei den dann aufgeführten operativen Behandlungsmöglichkeiten in der Andrologie (Sulke und Schroer, 1993) wird die Vasektomie jedoch im Gegensatz zur »Refertilisierung nach Vasoresektion« nicht aufgeführt. Auch in einem weiteren Artikel zu Sterilitäts- und Fertilitätsproblemen (Haidl und Schill, 1993) wird die Vasektomie nicht erwähnt. Sökeland (1993) bemerkt, daß die Vasoresektion als Sterilisationsoperation von vielen operativen Fachgebieten vollzogen wird und geht auf die besondere Rolle der Urologie bei der mikrochirurgischen Wiederherstellungsoperation ein. Es stellt sich hier die Frage, ob mit dieser Äußerung das Desinteresse an der Vasektomie zum Ausdruck gebracht werden soll.

Der Andrologie in Deutschland wurden Zeichen der Stagnation attestiert (Nieschlag, 1986a), weil sie den weltweiten Trend zur interdisziplinären Öffnung nicht mitmache. Zu einer solchen Öffnung gehören natürlich auch Themen wie Geburtenkontrolle und Kontrazeption.

Die praktische Sexualmedizin hat auf ihren Fortbildungstagen in 4 Vorträgen die Vasektomie zum Thema gehabt, das letzte Mal jedoch 1980 und seitdem nicht mehr.

Lediglich die Veröffentlichungen der Pro Familia berichten seit 1980 kontinuierlich über die Vasektomie, und zwar in 24 Artikeln. Obwohl auch hier auffällt, daß die histologische Kontrolle nur einmal und das Spermiogramm nur zweimal erwähnt werden.

2.2.1.9 Gegenstandskatalog für den zweiten Abschnitt der ärztlichen Prüfung[19]

Betrachtet man nun abschließend den Gegenstandskatalog für das Studium der Medizin, so muß festgestellt werden, daß zur Sterilisation des Mannes 3 und zur Sterilisation der Frau 9 Aspekte aufgeführt sind. Die Wichtigkeit einer eingehenden Beratung wird bei beiden Methoden überhaupt nicht erwähnt. Weder psychische Folgen noch die konkrete Technik noch die spermatologische und histologische Kontrolle nach Vasektomie sind aufgeführt. Es ist jedoch offenbar wichtig zu wissen, daß man die Vasektomie evtl. rückgängig machen kann. Dieser Aspekt scheint nun wiederum bei der Sterilisation der Frau von nur untergeordneter Bedeutung zu sein, da er dort nicht erwähnt wird. Es bleibt festzustellen, daß im Medizinstudium nicht vorgesehen ist, daß man die Vasektomie als kontrazeptive Maßnahme in all ihren bio-psycho-sozialen Aspekten versteht. Ein solches Ausbildungsdefizit ist einer qualifizierten Auseinandersetzung mit der Vasektomie nicht eben dienlich.

2.2.2 *Pille für den Mann*

2.2.2.1 Übersicht

Wie schon in der Einleitung erwähnt wurde, gibt es einen tatsächlichen und von verschiedensten Seiten geäußerten Bedarf an einer sicheren, reversiblen, nebenwirkungsfreien und akzeptablen Methode zur Fertilitätskontrolle beim Mann. Dieser Bedarf ist von solcher Wichtigkeit, daß die Weltgesundheitsorganisation (WHO) seit über 20 Jahren Projekte unterstützt, die an der Erforschung einer *Pille für den Mann* arbeiten. Daß viele Männer eine solche Kontrazeptionsmethode auch benutzen würden, haben, wie schon erwähnt, zahlreiche Studien belegt .

Natürlich ließe sich argumentieren, daß eine Kontrazeptionsmethode, die noch nicht marktreif ist, in der medizinischen Sekundärliteratur nichts zu

19 Richtlinie über fachliche Inhalte des Staatsexamens

suchen hätte. Es muß hier darauf hingewiesen werden, daß einige Autoren über diese Substanzen und Methoden berichten, es also die übrigen Autoren auch hätten tun können. Medizinische Lehr- und Fachbücher erwähnen häufig wissenschaftliche Thesen und Forschungsansätze, auch wenn diese noch nicht bis ins Letzte verifiziert sind. Ob über ein Forschungsgebiet geschrieben wird oder nicht, verrät auch, welcher Stellenwert diesem Gebiet oder diesen Problemen beigemessen wird.

Betrachtet man nun alle Bücher zusammen, so läßt sich feststellen, daß zumindest die Hälfte (49%) auf die *Pille für den Mann* eingeht. Schaut man sich die Erwähnung der relevanteren Substanzen an, und zwar unter Berücksichtigung der Möglichkeit für die Autoren, über diese Substanzen zu berichten, so erwähnen 24% Gossypol, 38% Androgene allein, 15% GnRH(LHRH)-Analoga, 14% Inhibin und 14% Spermien- bzw. Gonadotropin-Antikörper. 17% der Autoren gehen auf postmeiotisch-epididymale Methoden ein. Zu 19-Nortestosteron äußern sich vier Autoren (17%) und zu 20 Aet-1 nur ein Autor (10%)*(Keil et al., 1990)*. Auch Tripterygium wilfordii wird nur in *Keil et al. (1990)*(d.h. bei 10% der Autoren) beschrieben. Diese Zahlen berücksichtigen bereits das Erscheinungsjahr der Bücher und somit die Verfügbarkeit der Informationen.

Solche Zahlen zu beurteilen ist nicht leicht. Da es *die Pille für den Mann* noch nicht gibt, sondern lediglich verschiedene Ansätze erforscht werden, muß berücksichtigt werden,

> »daß zum jetzigen Zeitpunkt ein Kapitel zur Kontrazeption beim Mann nur wenig auf praxisrelevante Lösungen eingehen kann. Zwangsläufig muß daher die laufende Forschung im Vordergrund stehen, um ein Verständnis für potentielle Entwicklungen auf diesem lange vernachlässigten Gebiet zu ermöglichen« (*Knuth und Nieschlag, in Schneider, 1989, S.336*).

Auf der anderen Seite wurden die erwähnten Substanzen in der Weltliteratur häufig behandelt und es wurden Zukunftsprognosen über sie angestellt. Ferner unterstützt die WHO wie schon erwähnt mehrere Projekte zur Erforschung einer *Pille für den Mann* (siehe auch Einleitung). Wie diese Prognosen sich lesen, sei anhand der einschlägigen Monographien zum Thema *Contraception* dargestellt

2.2.2.2 Erwähnte Substanzen im Spiegel der wissenschaftlichen Weltliteratur

Über Gossypol heißt es:

> »From the available literature it would appear that gossypol is perhaps the only candidate for large-scale clinical trial as a male contraceptive agent. Discovery of a more potent analogue and separation of (-)-gossypol from racemic gossypol will add new dimensions in the development of gossypol as a male contraceptive pill« (Kalla, 1985).

Oder an anderer Stelle:« We should admit that gossypol has drawbacks, and then we should attempt to overcome them« (Liu, 1985). Und außerdem heißt es: »A large number of compounds are currently being synthesized for screening in the WHO programme, and it is hoped that this will lead to the identification of more active and/or less toxic compounds« (Matlin et al., 1985).

Auch wenn Gossypol selbst nicht so positiv beurteilt wurde, so stellte man doch fest, daß es durch diese Substanz zu einer Vermehrung der Forschungsbemühungen im Bereich Fertilitätskontrolle des Mannes gekommen ist (Waller, 1986). Zum aktuellen Stand läßt sich sagen, daß die WHO wegen des Auftretens von Hypokaliämien (nach Nieschlag et al., 1987 bei 1% von 8000 freiwilligen chinesischen Männern), und wegen irreversibler zytotoxischer Effekte auf den Hoden (in 20-40%), keine weiteren Studien mehr zu Gossypol unterstützt (WHO, 1991). Die recht optimistische Beurteilung bis Mitte der 80er Jahre ist heute nicht mehr zu beobachten. Die Autoren der untersuchten Bücher jedoch hätten Gossypol erwähnen können, da von dieser Substanz tatsächlich über Jahre gedacht wurde, sie stelle eine echte Chance in der Fertilitätsregulierung des Mannes dar.

Während Djerassi (1980) über Inhibin schreibt, daß es, wenn überhaupt, 20 Jahre benötige, um an eine etwaige Anwendung von Inhibin zur Fertilitätsregulierung zu denken, beurteilen in der untersuchten Literatur 4 von 6 Autoren Inhibin nicht so negativ. Nur *Rabe und Runnebaum (1982)* und *Knuth und Nieschlag (in Schneider, 1989)* sehen diese Substanz mit Skepsis. Mitte der 80er Jahre war aufgrund fehlender pharmakokinetischer Informationen tatsächlich noch nicht klar, ob Inhibin klinisch genutzt werden könnte (Rabe et al., 1985) oder nicht.

Bei den immunologischen Methoden wurde kritisiert, daß die Umkehr der Autoimmunität schon beim natürlichen Vorkommen nicht beherrscht werde und daß dieses Problem auch bei induzierter Immunität für die nächsten 20

Jahre ein Problem darstellen dürfte (Klopper, 1987). Da sowohl die passive als auch die aktive Immunisierung gegen FSH nicht zur gewünschten Azoospermie geführt haben, welche als Voraussetzung für eine effektive Fertilitätsregulation des Mannes angesehen wird, wurde dieser Ansatz verworfen (Nieschlag, 1986b).

Keil et al. (1990) erwähnen, daß man die LHRH-Aktion mittels LHRH-Proteinkonjugat-Immunisierung abblocken könne. Ferner wird über einen von der WHO unterstützten Tierversuch berichtet, in dem die kontinuierliche FSH-Aktion durch eine aktive Immunisierung abgeblockt wurde. Es wurde ein Protokoll verwendet, daß auch für den menschlichen Gebrauch akzeptabel sei. Der Impfstoff erwies sich dabei laut *Keil et al. (1990)* als sicher fertilitätsblokkierend, wenn er einmal jährlich verabreicht wurde. Es wird jedoch nicht näher auf diesen Versuch eingegangen. Auch *Bremner (in Swanson und Forrest, 1987, S.225)* merkt kritisch an:

> »Bei passiver Immunisierung ist die Wahrscheinlichkeit von akuten allergischen Reaktionen und Immunkomplex-Krankheiten sehr hoch. Bei aktiver Immunisierung besteht die Gefahr einer Kreuzreaktion mit endogenen Antigenen, damit von Autoimmunkrankheiten und einem Zusammenbruch der Toleranz mit der Folge, daß die Antikörperproduktion über die Behandlungszeit anhält und der Zustand der Unfruchtbarkeit irreversibel wäre.«[20]

Die Erforschung von Antikörpern gegen Spermabestandteile wird von Alexander (1985 u. 1986) positiver gesehen.

Vor mehr als 30 Jahren wurde gezeigt, daß durch Testosteron die Spermiogenese gehemmt werden kann. In den 70er Jahren schlossen sich systematische Studien an und testeten mit Unterstützung des National Institute of Health (NIH) unterschiedliche Testosteronpräparate auf ihre Verwendbarkeit zur Fertilitätshemmung *(Knuth und Nieschlag, in Schneider, 1989)*. Berücksichtigt man diesen langen Zeitraum, so überrascht es um so mehr, daß nur 36% der Autoren auf diese Substanz eingehen. Die meisten Autoren empfanden wöchentliche Injektionen als gravierenden Nachteil:

> »Es lag daher nahe, länger wirkende Testosteronpräparationen einzusetzen. 19-Nortestosteronester schienen in diesem Zusammenhang geeignet zu sein. Diese Substanzen befinden sich seit mehr als 20 Jahren als Anabolika im Handel. Ernste Nebenwirkungen wurden in dieser Zeit nie berichtet« *(Knuth und Nieschlag, in Schneider, 1989, S.347)*.

20 bezieht sich auch auf Immunisierung gegen Gonadotropine

Eines der Hauptargumente gegen Testosterone zur Fertilitätsregulation war nun durch die nur noch alle 3 Wochen nötigen Injektionen zumindest etwas entkräftet, was jedoch nicht dazu geführt hat, daß mehr Autoren darüber berichteten. Auf 19-Nortestosteron gehen nur 17% der Autoren ein, obwohl schon 1986 die führende Rolle von 19-Nortestosteron in der möglichen Fertilitätsregulierung des Mannes beschrieben wurde (Knuth et al., 1986).

Da bei allen hormonalen Methoden auf eine Testosterongabe nicht verzichtet werden kann und häufige Injektionen nicht wünschenswert sind, hat die WHO die Entwicklung eines lang wirksamen Testosteronesters (20 Aet-1) unterstützt, welcher gegenwärtig klinisch getestet wird und der bei i.m. Gabe eine Halbwertzeit von 60 Tagen hat. Dies würde Injektionen in monatlichen Intervallen erlauben. Obwohl 10 Autoren diese Substanz hätten erwähnen können, gehen nur *Keil et al. (1990)*(d.h. 10%) darauf ein.

Bereits 1992 wurde darauf hingewiesen, daß, sollte die von der WHO unterstützte multizentrische Studie zur Fertilitätshemmung bei schwerer Oligozoospermie zu dem Resultat kommen, daß eine Oligozoospermie ähnlich kontrazeptiv wirksam ist wie eine Azoospermie, das Ausmaß der Spermatogeneseunterdrückung mit Testosteron als Kontrazeptivum ausreichend wäre (Nieschlag et al., 1992). Neuere Ergebnisse (WHO, 1996) weisen tatsächlich darauf hin, daß auch eine schwere Oligozoospermie für eine anhaltende und reversible Kontrazeption ausreicht.

Die Behandlung mit Östrogenen wird zum Teil sehr kritisch beurteilt, da zum einen nicht klar ist, ob die Hodenveränderungen nach Langzeitapplikation reversibel sind und da zum anderen Östrogene eine Gynäkomastie bzw. kardiovaskuläre Seiteneffekte verursachen (Neumann, 1985). Andere Autoren sehen eine Chance in der Kombination von Östradiol und Testosteron (Ewing, 1986). Die Versuche mit Östrogenen gehören jedoch nicht zu den Ansätzen, denen auf breiterer Ebene eine gute Prognose ausgestellt oder die umfangreich diskutiert werden.

Auch die Anwendung von Antiandrogenen zur Kontrazeption wird als ungünstig bezeichnet. Die resultierenden Ausfallerscheinungen im Hinblick auf Libido und Potenz ließen weitere klinische Studien nicht sinnvoll erscheinen (Knuth et al., 1987).

Bei den Androgen-Progesteron-Kombinationen wird kritisiert, daß die zur Suppression der Spermiogenese nötigen Progesteron-Dosen zehnfach höher sein müssen als bei der oralen Kontrazeption der Frau, was zu wesentlich häufigeren und gravierenderen Nebenwirkungen führen würde (Neumann,

1985). Handelt es sich bei dem Testosteronanteil jedoch um 19-Nortestosteron, so sehen auch *Knuth und Nieschlag (in Schneider, 1989)* und *Keil et al. (1990)* eine Chance zur klinischen Anwendung, da in einer WHO-Studie bei dieser Kombination (19-Nortestosteron-Hexoxyphenylpropionat mit Depot-Medroxyprogesteronacetat) nahezu alle Freiwilligen eine Azoospermie aufwiesen. Nieschlag (1991) weist darauf hin, daß es möglicherweise ethnische Unterschiede in der Wirksamkeit von Testosteron oder 19-Nortestosteron in Kombination mit DMPA gibt. Indonesische Männer erreichen einen höheren Grad an Azoospermie als kaukasische Männer.

Knuth und Nieschlag (in Schneider, 1989) erwähnen, daß eine langandauernde klinische Anwendung von GnRH-Analoga zur Fertilitätshemmung bisher aus toxikologischen Gründen noch nicht möglich war. GnRH-Agonisten reduzieren zwar zuverlässig die Samenkonzentration, ihre Wirkung am tubulären Kompartiment wird jedoch durch die notwendige Androgensubstitution aufgehoben, so daß der gleichzeitige Einsatz nicht praktikabel ist *(Keil et al., 1990*; Nieschlag et al., 1992). Bemerkenswertes berichten *Keil et al. (1990)* über einen Tierversuch, in dem die Hypophyse eines männlichen Affen für LHRH-Aktionen während eines Zeitraumes von 3 Jahren mit Hilfe von Buserelin desensitiviert wurde. Das Medikament wurde dabei mittels Alzet-Mini-Pumpe verabreicht, die alle 21 Tage ausgewechselt wurde. Untersucht wurden die Effekte, die diese Behandlung auf die Spermaproduktion hat. Ebenso wurde die Reversibilität nach 3-jähriger Spermiogeneseunterdrückung untersucht. Es wurde festgestellt, daß LHRH Antagonisten ein besseres kontrazeptives Potential haben als LHRH Agonisten (Nieschlag et al., 1986). Eine Kombination neuer galenischer Zubereitungen mit GnRH-Antagonisten wird in nächster Zeit mit großer Wahrscheinlichkeit eine nebenwirkungsfreie Hemmung der Gonadotropinfreisetzung ermöglichen *(Knuth und Nieschlag, in Schneider, 1989)*. »Es besteht durchaus berechtigte Hoffnung, daß die GnRH-Antagonisten als Prinzip zur Empfängnisverhütung beim Mann dienen können« *(Keil et al., 1990)*.

Betrachtet man die Tatsache, daß seit Anfang der 70er Jahre die LHRH-Analoga Forschungsgegenstand sind und zumindest seit Mitte der 80er Jahre eine ernstzunehmende Chance in den LHRH-Analoga gesehen wird, erscheint eine Erwähnungsquote von 15% nicht gerade hoch.

Als aussichtsreich wird derzeit Tripterygium wilfordii beurteilt – ein Mittel, das in der traditionellen chinesischen Medizin gegen Hautkrankheiten und Rheuma einen festen Platz hat *(Keil et al., 1990)*. Innerhalb kürzester Zeit beeinträchtigt es die Spermien-Motilität erheblich – offensichtlich ohne Hemmung der Spermatogenese. Gegenwärtig läuft eine Studie der WHO in Zusammenarbeit mit chinesischen Wissenschaftlern, um die aktiven Komponenten des Tripterygium wilfordii herauszuarbeiten *(Keil et al., 1990)*. Wahrscheinlich hat die Substanz einen Vorteil gegenüber anderen Substanzen, da sie in China schon seit längerer Zeit in der Langzeittherapie von Patienten mit rheumatoider Arthritis, Psoriasis und anderen chronischen Krankheiten zur Anwendung gekommen ist, ohne daß dabei über gravierende Nebenwirkungen berichtet worden wäre. Hinzu kommt, daß die fertilitätshemmende Dosis beim Mann nur ein Drittel der therapeutischen Dosis beträgt. Dies führt zu der berechtigten Hoffnung, daß Nebenwirkungen, so sie überhaupt auftreten sollten, unbedeutend sein werden. Die Zukunft dieser Substanz hängt davon ab, ob es gelingt, ihre aktiven Bestandteile zu isolieren und sie toxikologisch zu untersuchen (Qian, 1987). Die Spermienqualität erholte sich nach Absetzen der Substanz auf Werte wie vor der Behandlung (WHO, 1991). Wie die Studien an Hunderten von Freiwilligen gezeigt haben, gilt dies auch für die kontrazeptive Anwendung von Testosteron, Gestagenen, anderen Steroiden und/oder GnRH-Analoga. Wie alle bis jetzt vorhandenen Studien nahelegen, ist Reversibilität kein wirkliches Problem (Nieschlag et al., 1992). Auch Tripterygium wilfordii wird nur von einem Autor *(Keil et al., 1990)* (d.h. in 10%) erwähnt.

Neben Tripterygium wilfordii gibt es noch andere Substanzen, die postmeiotisch-epididymal ansetzen und dabei die hormonellen Veränderungen der Hodenfunktion umgehen. Diese Ansätze bedürfen jedoch eines besseren Grundverständnisses der Nebenhodenpassage und der Zellbiologie der Spermatozoen (Waites, 1987). *Knuth und Nieschlag (in Schneider, 1989, S.348)* bemerken zur postmeiotischen Phase:

> »Ein Medikament, das selektiv in diese Kompartimente aufgenommen wird oder hier länger verbleibt als in anderen Körperregionen, könnte daher selektiv eine Schädigung der Spermien erreichen, ohne eine nennenswerte systemische Wirkung zu entfalten.
> Da ein derartiger Angriffspunkt nicht mehr in genetische Abläufe eingreift, wäre damit auch die Gefahr einer genetischen Schädigung der Nachkommenschaft bei einem Methodenversagen ausgeschlossen. Beeinflussung des Fertilitätspotentials auf der Stufe der Spermienreifung bietet im Vergleich zur Hemmung der Spermatogenese zusätzlich den Vorteil eines bedeutend schnelleren Wirkungseintritts, und die Gefahr einer irreversiblen Schädigung der Stammzellen wäre nicht gegeben.«

17% der Autoren gehen auf diesen Ansatz ein.

2.2.2.3 Die Berichterstattung innerhalb der Disziplinen

Betrachtet man nun die Einzeldisziplinen, so ergibt sich folgendes Resultat: Was die Urologie betrifft, so muß festgestellt werden, daß für die *Pille für den Mann* kein Interesse vorhanden zu sein scheint, denn nur 1 von 9 Autoren berichtet über einige Ansätze, erwähnt jedoch viele wichtige Ansätze nicht.

Bei den Büchern der Andrologie, also dem Pendant zur Gynäkologie, wie viele Andrologen ihr Fach bezeichnen, fällt auf, daß 2 Autoren die *Pille für den Mann* gar nicht erwähnen. Daß *Krause und Rotauge (S.279)* noch *1991* der Ansicht sind: »Zur Zeit gibt es keine Verbindung, von der man eine reversible Aufhebung der Fertilität ohne ernste toxische Nebenwirkungen erwarten könnte«, läßt erstaunen. Auch ist nicht ganz zu verstehen, daß sie bei den GnRH-Analoga nicht die Notwendigkeit einer Testosteron-Substitution erwähnen. Somit überrascht es auch nicht, wenn sie schreiben (*S.280*):

> »Die Problematik bei der Anwendung aller dieser Substanzen ist die unumgängliche Dissoziation zwischen der Wirkung auf die sexuelle Aktivität und die Spermatogenese. Alle Pharmaka, die die Androgenproduktion und -wirkung beeinträchtigen, stören auch notwendigerweise das Sexualverhalten.«

Diese Aussage bezieht sich auf alle hormonellen Einflüsse, incl. Testosteron und GnRH-Analoga. Schaut man sich nun an, wie aktuell die Literaturangaben zu diesem Thema sind, so fällt auf, daß überhaupt nur 3 Arbeiten angegeben werden, die eine von 1979 und die anderen beiden von 1983. Andere Themen betreffend, lassen sich durchaus Arbeiten aus dem Jahre 1990 finden. Die Unrichtigkeit der Aussagen und die relativ alten Literaturangaben lassen vermuten, daß die Entwicklung seit 1983 einfach ignoriert wurde. Und wenn Krause und Rotauge (S.278) schreiben: »Studien über die Akzeptanz möglicher männlicher Kontrazeptiva, einer Pille für den Mann, fehlen bisher«, so ist auch das falsch[21].

Auch *Molnar und Szarvas (1978, S.157)* beurteilen die Einnahmebereitschaft von Männern negativ, wenn sie indikativisch äußern:

> »Da wir die gewisse Indolenz der Männer hinsichtlich regelmäßiger Medikamenteneinnahme kennen, ist tatsächlich zu bezweifeln, ob sie geneigt wären, die *Belastung* der täglichen Tabletteneinnahme oder der regelmäßigen Injektion auf sich zu nehmen. Außer-

21 siehe auch »Geschichtlicher Abriß der Erforschung einer *Pille für den Mann*«

dem hegt jeder Mann Verdacht gegenüber Mitteln mit sexuellem Einschlag, weil er um seine kohabitative Potenz fürchtet. Und wenn auf sexuellem Gebiet eine Aktivitätsminderung eintritt, die in Wirklichkeit gar nicht die Folge der Medikamente, sondern psychogenen Ursprungs wäre, so beendete er ein für allemal die Einnahme der Tabletten.«

Als Andrologen zeigen auch sie kein großes Interesse an einer *Pille für den Mann*, wenn man ihnen auch zugute halten muß, daß 1978 die Perspektiven noch etwas schlechter aussahen als 1991.

Unter den Büchern der Reproduktions- und Fortpflanzungsmedizin fällt auf, daß nur *Lauritzen (in Schneider et al., 1988)*, also 1 von 4 Büchern überhaupt auf verschiedene Ansätze eingeht. Die wichtigsten Substanzen fehlen jedoch, und so verwundert es nicht, daß *Lauritzen* zu dem Resultat kommt:

»Insgesamt konnte sich auch diese Möglichkeit der Kontrazeption beim Manne wegen der offenbaren Nachteile und Unsicherheiten nicht durchsetzen. Es erscheint fraglich, ob die geschilderten Steroidbehandlungsverfahren eine brauchbare Lösung des Problems bringen werden.« *(S.941)*

Es wurden von ihm ohnehin nur Östrogene, Gestagene und deren Kombination mit Androgenen sowie Antiandrogene erwähnt. Ganz besonders verblüffend ist, daß die 3 anderen Bücher, die über gar keine Ansätze berichten, von 1988 oder neuer sind.

Im Bereich Sexualmedizin, Sexualberatung und Sexualität berichtet lediglich die Hälfte der Autoren überhaupt über verschiedene Ansätze. Zieht man *Dunde (1992)* und *Haeberle (1985)* ab, die beide nur auf einer Viertel Seite das Thema anreißen, so bleiben nur noch 2 von 8 Autoren übrig. *Knuth und Nieschlag (in Schneider, 1989)* berichten am ausführlichsten und zeigen mit 91 zitierten Primärquellen, daß sie des Themas kundig sind. *Vogt in Eicher (1980)* zeigt, daß man auch schon 1980 über verschiedene Substanzen berichten konnte.

Kress (in Dunde 1992) äußert fälschlicherweise: »Das einzige Mittel, das momentan erprobt und tatsächlich nebenwirkungsfrei ist (19-Nortestosteron), hat den Nachteil, daß es wöchentlich als Spritze verabreicht werden müßte... « Auch Kress könnte 1992 etwas differenzierter auf das Thema eingehen. Hätte sie etwas besser recherchiert, so wäre ihr nicht entgangen, daß 19-Nortestosteron nicht wöchentlich, sondern nur alle drei Wochen (Nieschlag et al., 1987) gegeben werden muß. Zum Thema Akzeptanz der Männer schreibt sie:

»...würden die meisten Männer, selbst wenn es die absolut nebenwirkungsfreie Pille für sie gäbe, ihre Einnahme verweigern – der Untersuchung von Eberhard Barth und Bernhard Strauß zufolge wegen der großen Angst vor bisher unbekannten Nebenfolgen.« *(S.342)*

Hier irritiert, daß sie die von *Barth und Strauss (1986)* angegebenen 30%, die der *Pille für den Mann* ablehnend gegenüberstehen als »die meisten Männer« bezeichnet, während doch zwei Drittel der Befragten die Bereitschaft geäußert haben, eine *Pille für den Mann* zu nehmen[22]. Außerdem weiß sie, daß ein Mittel, das wöchentlich als Spritze appliziert werden muß,«den meisten Männern höchst unangenehm ist«.

Es ist bemerkenswert, daß unter den Büchern, die sich mit der männlichen Sexualität befassen, nur *Swanson und Forrest (1987)*, also 1 von 4 Büchern, die *Pille für den Mann* erwähnen. Auffallend ist bei diesem Buch, daß es sich bei den Herausgeberinnen um zwei Frauen handelt und daß das Buch nicht aus der Bundesrepublik, sondern aus den USA stammt. Für die übrigen Autoren scheint das Thema Kontrazeption auf seiten des Mannes nichts mit männlicher Sexualität zu tun zu haben. Dies überrascht, denn ein nicht homosexuelles Geschlechtsleben ohne Kontrazeption ist wohl kaum zeitgemäß. Es muß wohl davon ausgegangen werden, daß die übrigen Autoren dieser Gruppe von einer Empfängnisverhütung der Frauen ausgehen. *Diller (in Swanson und Forrest, 1986, S.174)* erwähnt zum Thema Akzeptanz der Männer, daß es

> »bis 1967 tatsächlich keine Studie über männliche Verhaltensweisen hinsichtlich der Familienplanung gab ... oder daß spätere Studien in der Tat nachwiesen, daß Männer interessiert, engagiert und bereit sind, die Verantwortung für Geburtenkontrolle und Schwangerschaft mitzutragen.«

Diller gibt neun Arbeiten zu diesem Thema an, die in den Jahren 1967 bis 1975 (zwei Arbeiten 1980) entstanden sind.

Bei den Titeln Kontrazeption bzw. Empfängnisverhütung berichten zwar 10 von 13 Autoren über verschiedene Ansätze, viele neuere Substanzen werden jedoch nicht erwähnt. *Keil et al. (1990), Rabe und Runnebaum (1982), Taubert und Kuhl (1981)* und Teichmann (1991) berichten recht umfangreich und vor allem *Keil et al. (1990)* gehen auf die neuesten Ansätze ein.

Döring (1988) beruft sich auf den »prominenten Andrologen C. Schirren«, der 1984 kritisch zu neueren Publikationen über die durch 19-Nortestosteron erreichbare Azoospermie Stellung genommen habe und zitiert Schirrens Resümee:

---

22 siehe auch »Geschichtlicher Abriß der Erforschung einer *Pille für den Mann*«

»Aus all dem ergibt sich, daß wir von einer praktischen Realisierung der Pille für den Mann weiter denn je entfernt sind.« (zitiert in *Döring, 1988, S.123*)

Bei dem Artikel von Schirren (1984) handelt es sich um einen polemischen Kommentar, in dem er weder der Vasektomie noch der *Pille für den Mann* große Chancen einräumt. Wenn er z.B. schreibt,

»Insbesondere genügt es nicht, ein derartig wirksames Medikament an fünf Männern im Alter von 21 bis 25 Jahren zu erproben und daraufhin eine Pressekonferenz zu veranstalten, in der diese Resultate mitgeteilt werden. ... Darüber hinaus ist es auch nicht akademisch« (Schirren, 1984),

so richtet sich die Kritik wohl gegen die reproduktionsmedizinische Arbeitsgruppe in Münster. 1984 wurde in Münster an 5 Freiwilligen 19-Nortestosteron getestet (Schürmeyer et al., 1984). Wenn dies hier so genau erwähnt wird, dann deshalb, um zu zeigen, auf welche Art und Weise der »prominente Androloge C. Schirren« sich öffentlich zu dem Thema *Pille für den Mann* äußert. Betrachtet man dieses Ergebnis, so verwundert es auch nicht, daß *Schirren* zwar *1977* auf Ansätze zu einer *Pille für den Mann* eingeht, jedoch *1987* solche Ansätze nicht mehr erwähnt.

Insgesamt muß festgestellt werden, daß nicht nur absolut, sondern auch relativ gesehen auf die neueren erfolgversprechenderen Ansätze weniger häufig eingegangen wird als auf ältere Ansätze. Betrachtet man jedoch die Jahresverteilung, so fällt auf, daß auch bei den älteren Substanzen die Berichterstattung nur langsam begann. Daß prozentual mehr Bücher über die älteren Substanzen berichten, liegt ganz einfach daran, daß der Zeitraum seit der »Erstbeschreibung« größer ist und somit absolut gesehen mehr Autoren die Möglichkeit hatten zu berichten. Es muß jedoch festgehalten werden, daß die Erfolge in der Kontrazeptionsforschung auf seiten des Mannes nicht dazu geführt haben, daß mehr Autoren über solche Ansätze berichten. Dies ist ein Manko, da mit dem Näherrücken einer klinischen Anwendungsmöglichkeit die Bedeutung einer *Pille für den Mann* wächst.

Kann man von der medizinischen Sekundärliteratur zumindest mit Einschränkungen noch sagen, daß sich in ihr etwas von der Kontrazeptionsforschung auf seiten des Mannes widerspiegelt, so muß von den Kongressen der Deutschen Gesellschaft für Urologie und von denen der Andrologie innerhalb der Deutschen Dermatologischen Gesellschaft gesagt werden, daß die *Pille für den Mann* nicht ein einziges Mal Thema auf einer der Tagungen gewesen ist. Diese Beobachtung ist von großer Bedeutung, sind es doch die beiden Diszi-

plinen, die sich einer *Pille für den Mann* am ehesten annehmen müßten. Außerdem ist der Themenbereich »Andrologie« auch in den Weiterbildungsrichtlinien für die Urologie enthalten. Die Kontrazeption auf seiten des Mannes wird jedoch weder in den Weiterbildungsrichtlinien der Andrologie noch in denen der Urologie explizit aufgeführt. In den Weiterbildungsrichtlinien der Gynäkologie und Geburtshilfe hingegen sind die Themen »Familienplanung« und »Geburtenregelung« explizit genannt (Ärztekammer Niedersachsen, 1980 u. 1989).
Auch Nieschlag (1986 b) kritisiert die Andrologie wie folgt:

> »Die Notwendigkeit zur Entwicklung einer medikamentösen Methode zur Fertilitätskontrolle auf seiten des Mannes ist eine Herausforderung an die andrologische Forschung. Alle, die sich für die Andrologie verantwortlich fühlen, müssen sich dieser Herausforderung stellen. Auch die Dermatologie, als Ziehmutter der Andrologie in Deutschland, muß sich ihrer Rolle in der weltweiten Aufgabe der Geburtenkontrolle bewußt werden.«

Die »Praktische Sexualmedizin« hat sich laut eigener Veröffentlichungen zwar auf zwei Fortbildungstagen mit dem Thema *Pille für den Mann* beschäftigt, das letzte Mal war dies jedoch 1980. Die Forschung in diesem Bereich wurde demnach auf den Fortbildungstagen seit 1981 bis 1989 ignoriert, und auch im Bericht über den Weltkongreß 1987 läßt sich zu dem Thema nichts finden.

Etwas anders sieht es bei den Veröffentlichungen von Pro Familia aus. Zwischen 1982 und 1992 wurde kontinuierlich über Ansätze zur *Pille für den Mann* berichtet. Auch über neuere Ansätze wurde relativ schnell berichtet, so 1984 über 19-Nortestosteron und 1985 über GnRH-Analoga.

2.2.2.4 Gegenstandskatalog für das Studium der Medizin

Im Gegenstandskatalog für das Studium der Medizin (2. Teil des Staatsexamens) wird nicht über Ansätze für eine *Pille für den Mann* berichtet. Hierbei muß allerdings berücksichtigt werden, daß der Gegenstandskatalog von 1980 ist und daß in ihm eher praxisrelevante Therapien und Methoden aufgeführt sind.

2.3 Resümee und Schlußfolgerung

In der vorliegenden Arbeit wurde gezeigt, daß die Berichterstattungslage im Bereich Vasektomie und *Pille für den Mann* in vielen Bereichen beträchtlich zu wünschen übrig läßt. Ferner klaffen die Meinungen der einzelnen Autoren in vielen Bereichen auseinander. Die Bewertung der Vasektomie als adäquate Kontrazeptionsmethode und der *Pille für den Mann* als kommendes Kontrazeptivum scheint stark abhängig zu sein von der persönlichen Meinung der AutorInnen. Ein möglicher Grund dafür mag in dem Umstand begründet sein, daß die rechtliche Situation der Vasektomie in der Bundesrepublik von vielen Autoren noch immer als unklar bezeichnet wird, was sie de facto jedoch nicht ist und daß die *Pille für den Mann* noch nicht erhältlich ist.

Die jeweiligen AutorInnen haben sich also mehr oder weniger freiwillig *für* einen bestimmten Standpunkt und damit *gegen* einen anderen Standpunkt entschieden. Hier berührt die Arbeit wissenssoziologische Fragestellungen. Die von Ludwik Fleck geprägten Begriffe des *Denkkollektivs* und des *Denkstils* (Schäfer und Schnelle, 1980) können nun behilflich sein, die soziale Einheit der Gemeinschaft der Wissenschaftler eines Faches und die »denkmäßigen Voraussetzungen«, auf denen das Kollektiv sein Wissensgebäude aufbaut, zu erforschen.

Die weitere Verbreitung der Vasektomie als Kontrazeptionsmethode und die Etablierung einer *Pille für den Mann* sind abhängig davon, ob und wie über sie berichtet wird. Bei der *Pille für den Mann* ist eine qualifizierte Berichterstattung zum besseren Verständnis und zur größeren Akzeptanz einer solchen zukünftigen *Pille* zu empfehlen, und bei der Vasektomie ist dies angesichts ihrer schon jetzt häufigen Durchführung sofort zu fordern. Die jetzige Berichterstattung über die Vasektomie beinhaltet mit hoher Wahrscheinlichkeit die Gefahr von negativen Konsequenzen für Ärzte/Ärztinnen und Klienten.

Neuere Ansätze zur Vasektomie, wie die »percutaneous chemical vas occlusion« oder die »no-scalpel method« (Liu, 1993) bzw. die open-end Vasektomie (Moss, 1992), finden in der deutschsprachigen Literatur so gut wie keine Erwähnung. Immerhin haben die ersten beiden Methoden in einigen Kulturen zu einer höheren Akzeptanz gegenüber der Vasektomie geführt, und die open-end Vasektomie hat hinsichtlich einer manchmal auftretenden Stauungsepididymitis besser abgeschnitten (2%) als die closed-end Vasektomie

(6%) (Moss, 1992). Es sei hier auch auf eine Studie hingewiesen, in der 12.000 freiwilligen Probanden ein Polyurethane Elastomer Plug (Kunststoffpfropfen) in die Samenleiter injiziert wurde. Die Azoospermierate lag bei 98%. Bei 86 Männern verrutschten die Plugs und 51 Frauen dieser Männer wurden schwanger (Zhao, 1990). Bemerkenswert ist, daß die seit 1972 andauernden Studien mit der Injektion von Kunststoffpfropfen in der Bundesrepublik so gut wie keine Erwähnung finden. Immerhin ist diese Methode an ca. 500.000 chinesischen Männern durchgeführt worden. Ein größeres wissenschaftliches Interesse erregen diese interessanten neueren vasokkludierenden Methoden in der Bundesrepublik nicht.

Ob die festgestellte spärliche Berichterstattungslage allein dafür verantwortlich gemacht werden kann, daß in der »alten« Bundesrepublik lediglich 3% der Männer im zeugungsfähigen Alter vasektomiert sind, läßt sich anhand der vorliegenden Arbeit nicht beantworten. Auffällig jedoch bleibt die Diskrepanz zur Vasektomiehäufigkeit in anderen Ländern (Neuseeland 23%, Kanada 13%, China 12%, Holland, USA und Großbritannien jeweils 10% der Männer im reproduktionsfähigen Alter). Zur Beantwortung dieser Frage wäre zu empfehlen, die gesamte englischsprachige medizinische Sekundärliteratur analog der vorliegenden Arbeit zu untersuchen. Eine Aufgabe, die den Rahmen dieser Arbeit um ein Vielfaches gesprengt hätte. Interessant wäre eine solche Untersuchung jedoch, da das Verhütungsverhalten der Bevölkerung in enger Beziehung zur Qualität der vorhandenen Literatur und zum Informationsniveau der Ärzte zu stehen scheint. In einer EMNID-Umfrage zum Verhütungsverhalten der Bevölkerung[23] gaben 51% der Befragten den Arzt als Informationsquelle an, und 31% nutzten Bücher als Informationsquelle. Dies mag veranschaulichen, wie wichtig gut informierte Ärzte und qualifizierte Bücher für das Informationsniveau der Bevölkerung sind.[24] Die Disziplinen Urologie, Andro-

23 siehe auch »Einleitung« und »Gegenwärtige Relevanz einer *Pille für den Mann*«

24 Auf die Ansätze zu einer *Pille für den Mann* gehen folgende Autoren recht gut ein: *Knuth und Nieschlag (in Schneider, 1989), Swanson und Forrest (1987), Keil et al. (1990), Rabe und Runnebaum (1982), Taubert und Kuhl (1981)* und *Teichmann (1991)*. Über die Vasektomie berichten folgende Autoren umfangreich und qualifiziert: *Swanson und Forrest (1987), Blume (1987)* und *(1991), Beer (1966), Eser und Hirsch (1980), Ney (1981)* und *(1986), Petersen et al. (1981)* und *Schnürle (1991)*. Die Monographie von *Petersen et al. (1981)* ist jedoch nicht mehr erhältlich und wird vom Thieme-Verlag auch nicht noch einmal aufgelegt (Petersen, 1993). Dies verwundert und ist bedenkenswert. *Petersen*

logie und praktische Sexualmedizin beschäftigen sich kaum mit der Kontrazeption auf seiten des Mannes.

Ein größeres Informationsangebot ist unter anderem wichtig, da das Verlangen nach chirurgischer Kontrazeption, vor allem in den neuen Bundesländern (AHRENDT ET AL., 1993), steigend ist. Leider wird dort der Eingriff in der Mehrzahl an Frauen durchgeführt und bringt somit das erwähnte höhere Morbiditäts- und Mortalitätsrisiko mit sich. Die Sterilisation des Mannes war illegal in der ehemaligen DDR (zitiert in *Petersen et al, 1981, S.50*), so daß die Zurückhaltung der Männer vielleicht aus diesen historischen Gründen erklärbar ist. Der steigende Bedarf an chirurgischer Kontrazeption zieht das schon erwähnte steigende Informationsbedürfnis nach sich. Qualifizierte Information ist *ein* wichtiger Baustein für eine eindeutige Motivation und somit für eine reife Entscheidung. Der Aspekt der Beratung ist vielleicht in den neuen Bundesländern wichtiger denn je, stellen doch die Faktoren »allgemeine Umbruchsituation« und »ökonomische Unsicherheit« ungünstige Vorbedingungen für die chirurgische Kontrazeption dar. Dies muß nicht unweigerlich dazu führen, daß die Sterilisation komplett abzulehnen ist. Die Wichtigkeit einer professionellen, qualifizierten und die innere Auseinandersetzung anregenden Beratung ist jedoch wichtiger denn je. Es bleibt zu wünschen, daß in Zukunft mehr Bücher über den Bereich Kontrazeption auf seiten des Mannes in differenzierter und qualifizierter Weise berichten werden.

---

ist der einzige, der in der Endgültigkeit der Vasektomie eine Chance sieht und sehr weitreichend auf anthropologische Aspekte der endgültigen Fruchtbarkeitsverhütung eingeht. Er äußert eine Vielzahl von wichtigen und weitreichenden Gedanken, die sich in keinem anderen Buch finden lassen, die jedoch für eine differenzierte Auseinandersetzung mit der Vasektomie von großer Bedeutung sind.

3. Bibliographie

Die Autoren der untersuchten Bücher (medizinische Sekundärliteratur, also Lehr- und Fachbücher, sowie Ratgeber) werden im Text und in der Bibliographie in ›*Kursivschrift*‹ angegeben. Die Quellen, die aus den Kongreßberichten und Publikationen der verschiedenen Disziplinen stammen, werden in ›KAPITÄLCHEN‹ gesetzt und die von mir benutzte Sekundärliteratur wird in ›Normalschrift‹ angegeben. Sollten die Kapitelautoren der Untersuchungsstichprobe (also der untersuchten Bücher) von den Herausgebern abweichen, so sind sie hinter der jeweiligen Seitenzahl in Klammern aufgeführt[25].

Ahrends, M.: Papi grüßt als Wallach. Die Zeit 44, 1995, S. 89.

AHRENDT, H.-J., E. CANZLER, K. BURGSCHWEIGER: »PROBLEME DER KONTRAZEPTION UND STERILISATION IN DEN NEUEN BUNDESLÄNDERN«. PRO FAMILIA MAGAZIN 2, 11-13 (1993).

Alexander, N. J.,«Monoclonal antibodies directed against human sperm antigens«, In: Rabe, T., L. Kiesel, B. Runnebaum (eds.), »Future aspects in contraception«. MTP Press Limited, Boston 1985, 243-250.

Alexander, N. J.,»Contraceptive potential of antisperm antibodies«, In: Zatuchni,G.I., A.Goldsmith, J.M.Spieler, J.J.Sciarra (eds.), »Male contraception: Advances and future prospects«. Harper&Row, Philadelphia,1986, 429-434.

Alken v., P. (Hrsg.), P.Walz: Urologie. Kurzlehrbuch. VCH, Weinheim, 1991, S. 302 (G. Ludwig), S. 486 (P. Alken).

Altwein, J., H. Rübben: Urologie, 3. neubearb. Aufl. . Ferd. Enke Verlag, Stuttgart, 1991, S. 318-323 (H. Heidler).

Aresin, L.: Sexualberatung durch den Hausarzt. Gust. Fischer Verlag, Stuttgart, 1992.

Aresin,L., E. Günther: Sexualmedizin – Ein Leitfaden für Medizinstudenten. VEB Verlag Volk u. Gesundheit, Berlin, 1983.

25 So sind z.B. *Knuth und Nieschlag (in Schneider, 1989)* unter *Schneider, 1989* zu finden!

Ärztekammer Niedersachsen: »Auszug aus den Richtlinien über den Inhalt der Weiterbildung in den Gebieten, Teilgebieten und Bereichen«, (6. Dermatologie und Venerologie, 7. Frauenheilkunde und Geburtshilfe, 27. Urologie; 1980) und (8. Dermatologie und Venerologie, 6. Frauenheilkunde und Geburtshilfe, 27. Urologie; 1989), Niedersächsische Ärztekammer.

Atkinson, L.E., R. Lincoln, J.D. Forrest: Worldwide trends in funding for contraceptive research and evaluation. Family Planning Perspectives 17, 196-207 (1985).

Bagshaw, H. A., J. R. W. Masters, J. P. Pryor: Factors influencing the outcome of vasectomy reversal. Br. J. Urol. 52 , 57-60 (1980).

Bandhauer, K., H. Frohmüller: Urologie in der Praxis. VCH, Weinheim, 1986.

Bandhauer, K., J. Eigenmann: Die operative Refertilisierung nach Vasektomie – ein zunehmendes Bedürfnis. Therapeutische Umschau 49, 56-63 (1992).

Barth, E., B. Strauß: Männer und Verhütung. Holtzmeyer Verlag, Braunschweig, 1986, S. 1-101.

Beer, U.: Fruchtbarkeitsregelung als Konsequenz verantwortlicher Elternschaft. Katzmann Verlag, Tübingen, 1966, S. 1-168.

Behre, H.M., S. Baus, S. Kliesch, C. Keck, M. Simoni, E. Nieschlag: Potential of Testosterone Buciclate for Male Contraception: Endocrine Difference Between Responders and Nonresponders. J. Clin. Endocrinol.Metab., 80 (8), 2394-2403 (1995).

Bettendorf, G.,M. Beckwoldt (Hrsg.): Reproduktionsmedizin. Gust. Fischer Verlag, Stuttgart, 1989, S. 507-508 (H. Klosterhalfen), S. 655-658 (H. D. Taubert, S. Möslein).

Bindewald, M.: Die hormonale Kontrazeption. Gust. Fischer Verlag, Stuttgart, 1981.

Blass, U.: Ich bin die Mutter der Pille. Interview mit Carl Djerassi. Brigitte, 3, 1997, S. 106.

Blume, A.: Was noch vor der Liebe kommt. Mosaik Verlag VVA, Hamburg, 1987, S. 12, 219-291.

Blume, A.: Sterilisation, überarbeitete Neuausgabe. Rowohlt Verlag, Hamburg, 1991, S. 9-222.

Bock, G.: Zwangssterilisation im Nationalsozialismus. Westdeutscher Verlag, Opladen, 1986.

Bölk, M.: Untersuchungen zur Akzeptabilität von Testosteron-Undecanoat als Methode der Fertilitätshemmung beim Mann. Dissertation Münster, 1980, S.96.

Bohne, M.: Papi grüßt ...; Termin beim Urologen: Eine Erwiderung. Die Zeit, 46, 1995a, S. 84.

Bohne, M.: Was heißt es, Arzt/Ärztin im bio-psycho-sozialen Betreuungskonzept zu sein. Preisarbeiten der Carl Gustav Carus Stiftung. Carl Gustav Carus Stiftung, Zürich, 1995b, S. 89-109.

Bohne, M.: Kein Gang zum Schafott. Sexualmedizin 1, 3 (1996a).

Bohne, M.: Zur Bedeutung der Vasektomie und der Pille für den Mann in der medizinischen Sekundärliteratur und auf Kongressen der Urologie, Andrologie und der praktischen Sexualmedizin. Dissertation, Münster, 1996b.

Bohne, M.: Geschichtlicher Abriß der Erforschung einer »Pille für den Mann«. Sexuologie 3, 166-175 (1996c).

Bräutigam, W., U. Clement: Sexualmedizin im Grundriß, 3. neubearb. u. erw. Aufl.. G. Thieme Verlag, Stuttgart, 1989, S. 273.

Brühl, P., R. Brandner: Somatische, psychologische und immunologische Auswirkungen der vikariierenden Sterilisation des Mannes. Verhandlungsberichte der Deutschen Gesellschaft für Urologie. Springer-Verlag, Berlin, 40. Tagung 1988, S.376-379.

Buddeberg, C.: Sexualberatung, 2. überarb. u. erw. Aufl.. Ferd. Enke Verlag, Stuttgart, 1987, S. 195.

Bujan L., R. Mieusset: (Male contraception by hyperthermia) Contraception masculine par hyperthermie. Contracept. Fertil. Sex. 23(10), 611-4 (1995).

Carl, P., H. Letzel: Indikationsstellung und technisches Vorgehen bei der vikariierenden Sterilisationsvasektomie. Urologe B 25 , 134-137 (1985).

Christoph, C.: Medizin und Empfängnisverhütung. Ferd. Enke Verlag, Stuttgart, 1975.

Demoulin, A., P. Franchimont,«Peptides and neuropeptides as possible contraceptive agents« In: van Keep, P., K. E. Davis, D. de Wied (eds.), »Contraception in the year 2001«. Excerpta Medica, Amsterdam, 1987, 97-114.

Diller, L.,W. Hembree: Male contraception and family planning: A social and historical review. Fert.Ster. 28,1271-1279 (1977).

Djerassi, C.: The politics of contraception. The Portable Stanford, Stanford, 1979.

Djerassi, C.: Birth control after 1984. Science 169, 941-951 (1970).

Djerassi, C., S. P. Leipo: A new look at male contraception. Nature 370 , 11-12 (1994).

Döring, G.:»Tendenzen in der Entwicklung neuer Kontrazeptiva«, Sexualpädagogik und Familienplanung 3, 29-31 (1984).

Döring, G., S. Baur, P. Frank, G. Freundl, U. Sottong: Ergebnisse einer repräsentativen Umfrage zum Familienplanungsverhalten in der Bundesrepublik Deutschland 1985. Geburtsh. u. Frauenheilk. 46, 892-897 (1986).

Döring, G. K.: Empfängnisverhütung, 11. überarb. Aufl.. G. Thieme Verlag, Stuttgart, 1988, S.121-133, 140-141.

Dörner, K.: Tödliches Mitleid. Verlag Jakob van Hoddis, Gütersloh, 1988.

Duden: Fremdwörterbuch. Bibliographisches Institut AG, Mannheim, 1982, S. 333.

Dunde, S. R.(Hrsg.): Handbuch Sexualität. Deutscher Studien Verlag, Weinheim, 1992, S. 20, S. 342-343 (B. Kreß).

Eicher, W.: Sexualmedizin in der Praxis. G. Fischer Verlag, Stuttgart, 1980, S. 323-333 (H. J. Vogt).

Eser, A., H. A. Hirsch: Sterilisation und Schwangerschaftsabbruch. Ferd. Enke Verlag, Stuttgart, 1980, S. 40-45 (H. A. Hirsch, P. Alken), S. 53-54 (V. Frick-Bruder) S. 55-67 (A. Eser).

Fahim, M. S., Z. Fahim, J. Herman, et al.: Ultrasound as a new method of male contraception. Fertil. Steril. 28 , 823-831 (1977).

Fahim, M. S.: Persönliche Mitteilungen, FAX vom 6.10.1993.

Farley, T. M. M., O. Meirik, S. Metha, G. M. H. Waites: The safety of vasectomy: recent concerns. Bulletin of the World Health Organization, 71 (3/4): 413-419 (1993).

Fleck, L.: Entstehung und Entwicklung einer wissenschaftlichen Tatsache. Suhrkamp Taschenbuch Wissenschaft, Frankfurt am Main, 1980.

Foucault, M.: Der Wille zum Wissen. Suhrkamp Taschenbuch Wissenschaft, Frankfurt am Main, 1983.

FRICK, V.: PSYCHOSOMATISCHE ASPEKTE DER KONTRAZEPTION. FORTBILDUNGSTAGE FÜR PRAKTISCHE SEXUALMEDIZIN IN HEIDELBERG. 1. TAGUNG 1976. VERLAG MEDICAL TRIBUNE. S. 215-218.

Fritsch, P., B. Trenkwalder: Venerologie und Andrologie. Heidelberger Tb. Verlag, Berlin, 1985.

GEGENSTANDSKATALOG FÜR DAS STUDIUM DER MEDIZIN, BAND 3 GEGENSTANDSKATALOG FÜR DEN ZWEITEN ABSCHNITT DER ÄRZTLICHEN PRÜFUNG, 3. AUFL. (AKTUELLSTE AUFL.). WEINHEIM, 1980, S. 119, 173, 180.

Gesenius, H.:Empfängnisverhütung.aktualdat Urban & Schwarzenberg, München, 1970.

Giovannucci, E., T.D. Tosteson, F.E. Speizer, et al.: A long-term study of mortality in men who have undergone vasectomy. N. Engl. J. Med. 326(21), 1392-8 (1992).

Giovannucci, E., A. Ascherio, E. B. Rimm, G. A. Colditz, M. J. Stampfer, W. C. Willet: A prospective cohort study of vasectomy and prostata cancer in US man. JAMA 269, 873-877 (1993a).

Giovannucci, E., T. D. Tosteson, F. E. Speizer, A. Ascherio, M. P. Vessey, G. A. Colditz: A retrospective cohort study of vasectomy and prostata cancer in US men. JAMA 269, 878-882 (1993b).

Goebel, P., K. Ortmann: Risikofaktoren bei Vasektomie – ein Vergleich zufriedener vasektomierter Männer mit unzufriedenen refertilisierungswilligen Männern. Urologe [A] 26, 142-145 (1987).

GOEBEL, P., K. ORTMANN, T. L. BLATTNER: »DIE INNERE AUSEINANDERSETZUNG ANREGEN«. PRO FAMILIA MAGAZIN 4, 5-7 (1989).

Green, S.: The Curious History of Contraception. St. Martin's Press, New York, 1991.

Guess, H.A.: Is vasectomy a risk factor for prostate cancer? Eur. J. Cancer. 29A (7), 1055-60 (1993).

Haeberle, E. J.: Die Sexualität des Menschen, 2. erw. Aufl. de Gruyter Verlag, Berlin, 1985, S. 112-113.

Haidl, G., W.-B. Schill: Moderne Diagnostik in der Andrologie. Deutsches Ärzteblatt 90, 210-217 (1993).

Harmsen, H.: Intimhygiene und Empfängnisverhütung. G. Fischer Verlag, Stuttgart, 1981, S. 44-46, 58, 64-65, 90-92.

HAZ: Mit Baumwolle verhüten. Hannoversche Allgemeine Zeitung, 1.10.1996, S. 21.

Healy, B.: Does vasectomy cause prostate cancer? JAMA 269, 2620 (1993).

Heidenreich, W., »Kontrazeption und Sterilisation« In: Schneider, J., H. Kaulhausen, »Lehrbuch der Gynäkologie und Geburtsmedizin«. Kohlhammer, Stuttgart, 1986, S. 84-95.

HEINRICHS, J.: »ZUR VERBORGENEN PRAXIS DER STERILISATION«. PRO FAMILIA MAGAZIN 4, 1-2 (1989).

HEINRICHS, J.: INDIEN. AUS DEM STERILISATIONSTERROR NICHTS GELERNT? PRO FAMILIA MAGAZIN 4 , 32 (1989).

Heite, H.J.,H. Wokalek: Männerheilkunde. G. Fischer Verlag, Stuttgart, 1980, S. 158-164.

Herold, G. et al.: Innere Medizin. Gerd Herold, Köln, 1995, S. 52, 79, 85, 429, 542.

Himes, N.E.: Medical history of contraception. Schocken Books, New York, 1970.

Hofstetter A. G., F. Eisenberger (Hrsg.): Urologie für die Praxis. J. F. Bergmann Verlag, München, 1986, S. 214, 218.

Hohenfellner, R., E. J. Zwingg: Urologie in Klinik und Praxis, Bd. II. Thieme Verlag, Stuttgart, 1983, S. 1169-1175 (J. Frick), 1420.

Huber, J.: Fragen der Kontrazeption. Ferd. Enke Verlag, Stuttgart, 1988, S. 122-124.

Jhaver, P. S., B. B. Ohri: The history of experimental and clinical work on vasectomy. J. Internat. Coll. Surg. 33, 482-486 (1960).

John, E.M., A.S. Whittemore, A.H. Wu, et al.: Vasectomy and prostate cancer: results from a multiethnic case-control study. J. Natl. Cancer Inst. 87(9), 629-31 u. 662-9 (1995).

Kaiser, J. C., K. Nowak, M. Schwartz: Eugenik, Sterilisation, »Euthanasie«. Berlin, 1992.

Kalla, N. R., »Gossypol – the male fertility-regulating agent« In: Runnebaum, B., T. Rabe, L. Kiesel, »Future aspects in contraception«. MTP Press Limited, Boston, 1985, 219-228.

Kandeel, F.R., R.S. Swerdloff: Role of temperature in regulation of spermatogenesis and the use of heating as a method for contraception. Fertil. Steril. 49 , 1-23 (1988).

Karcher, G.: Kurzlehrbuch der Urologie, 3. völlig neu bearb. Aufl.. Schattauer Verlag, Stuttgart, 1982, S. 35, 242, XXI.

Keil, T. U. (Hrsg.), T. Rabe, B. Runnebaum: Kontrazeption. Urban & Vogel Verlag, München, 1990, S. 35-37, 60-65, 74-75.

Keller, P. J.: Aktuelle Aspekte der hormonalen Kontrazeption. Karger Verlag, Basel, 1991.

Kjersgaard, A. G., I. Thranov, O. V. Rasmussen, J. Hertz: Male or female sterilization: a comparative study. Fertil. Steril. 51, 439-443 (1989).

Klopper, A.,«Immunological approaches to contraception« In: van Keep, P., K. E. Davis, D. de Wied (eds.), »Contraception in the year 2001«. Excerpta Medica, Amsterdam, 1987, 115-126.

Knuth, U. A., H. Behre, L. Belkien, H. Bents, E. Nieschlag,«19-Nortestosterone for male fertility regulation« In: Zatuchni,G.I., A.Goldsmith, J.M.Spieler, J.J.Sciarra (eds.), »Male contraception: Advances and future prospects«. Harper und Row, Philadelphia,1986, 321-328.

Knuth, U. A., H. Behre, E. Nieschlag: Empfängnisverhütung mit Steroiden beim Mann: Klinische Möglichkeiten. WMW 20, 21, 501-505 (1987).

KÖTTGEN, C.: »ZUR IDEOLOGIE UND PRAXIS DER STERILISATION IN DER PSYCHIATRIE«. PRO FAMILIA MAGAZIN, 20-26 (1989).

Kockott, G., V. Faust, (Hrsg.): Männliche Sexualität. Hippokrates Verlag KNO, Stuttgart, 1988.

Krause, W., C. F. Rotauge: Andrologie, 2. völlig neu bearb. Aufl.. Ferd. Enke Verlag, 2. Aufl., Stuttgart, 1991, S. 278-282 (W. Krause, W. Weidner).

KRESS, B.: »BIOGRAPHISCHE ASPEKTE DER VASEKTOMIE«. PRO FAMILIA MAGAZIN 4, 3-4 (1989).

Ladd, A., Y.Y. Tsong, J. Lok, R.B. Thau: Active immunization against LHRH: I. Effects of conjugation site and dose. Am. J. Reprod. Immunol. 22(1-2), 56-63 (1990).

Laves, W., F. Spath: Über den Nachweis und die gerichtlich-medizinische Beurteilung der nicht indizierten Sterilisierung des Mannes. Z. gerichtl. Med. 24, 343-373, (1935).

Lee, H. Y.: A 20-year experience with vasovasostomy. J. Urol. 136, 413-415 (1986).

Liskin, L. et al.: Vasectomy – safe and simple. Population Reports, Series D, No.5 (1992).

Liu, G.-Z., »Cottonseed oil for birth control« In: Runnebaum, B., T. Rabe, L. Kiesel, »Future aspects in contraception«. MTP Press Limited, Boston, 1985, 229-236.

Liu, X.; S. Li: Vasalsterilization in china. Contraception 48, 255-65 (1993).

Ludvik, W.: Andrologie, Eine Einführung. G. Thieme Verlag, Stuttgart, 1976, S. 133-136.

Mannheim, K.: Ideologie und Utopie. Vittorio Klostermann, Frankfurt/Main, 1985.

Mather, J. P., L. A. Krummen,»Inhibin, Activin, and Growth Factors: Paracrine Regulators of Testicular Function« In: Nieschlag, E., U. F. Habenicht (eds.), »Spermatogenesis, fertilization, contraception«. Springer Verlag, Berlin, 1992, 170-200.

Matlin, S. A., R. H. Zhou,»Antifertility activity of (-)-gossypol« In: Runnebaum, B., T. Rabe, L. Kiesel, »Future aspects in contraception«. MTP Press Limited, Boston, 1985, 237-242.

Matlin, S.A, A. Belenguer, V.E. Stacey: Male antifertility compounds from tripterygium wilfordii hook f.. Contraception 47 , 387-400 (1993).

Mauldin, W. P., S. J. Segal: Prevalance of contraceptive use: Trends and issues. Studies in Family Planning 19, 335-353 (1988).

Mayor, G.D., D. Hauri: Checkliste Urologie, 2. neubearb. Aufl.. G. Thieme Verlag, Stuttgart, 1986, S. 359-360.

McLaren, A.: A history of contraception. Basil Blackwell, Oxford UK, 1990.

Meyer-Delpho, W.: Bedarf sexualmedizinischer Beratung in der urologischen Praxis. Verhandlungsbericht der dt. Gesellschaft für Urologie 36, 501-504 (1984).

Midgley, R.: Moderne Empfängnisverhütung. ECON Taschenbuchverlag, 1988, S. 80-81, 88.

Mo, Z.N, X. Huang , S.C. Zhang, J.R. Yang: Yearly and late long-term effects of vasectomy on serum testosterone, dihydrotestosterone, luteinizing hormone and follicle-stimulating hormone levels. J. Urol. 154(6), 2065-2069 (1995).

Molnar, J., F. Szarvas: Andrologie. VEB G. Thieme Verlag, Leipzig, 1978, S. 100-102, 156-158.

Moss, W. M.: A comparison of open-end versus closed-end vasectomies: a report on 6220 cases. Contraception 46, 521-525 (1992).

Müller, H.(Hrsg.): Reproduktionsmedizin und Gentechnologie. Schwabe & Co. AG-Verlag, Basel, 1987.

Müller, J.: Sterilisation und Gesetzgebung bis 1933. Matthiesen Verlag, Husum, 1985.

Nedopil, N.: Forensische Psychiatrie. Thieme Verlag, Stuttgart, 1996.

Neumann, F., »Sterioidal contraception – experimental background« In: Rabe, T., L. Kiesel, B. Runnebaum (eds.), »Future aspects in contraception«. MTP Press Limited, Boston, 1985, 129-144.

Neumann, F.: 25 Jahre Pille für die Frau und keine für den Mann. Bild der wissenschaft 6, 113-120 (1986).

Ney, N.: Ich bin sterilisiert. buntbuch Verlag, Hamburg, 1981, S. 5-118.

Ney, N.: Ratgeber Sterilisation. Rasch u. Röhring Verlag, Hamburg, 1986, S. 7-231.

Nieschlag, E.: Perspektiven der Reproduktionsmedizin. Hautarzt 37, 190-197 (1986a).

Nieschlag, E., »Reasons for abandoning immunization against FSH as an approach to male fertility regulation« In: Zatuchni,G.I., A.Goldsmith, J.M.Spieler, J.J.Sciarra (eds.), »Male contraception: Advances and future prospects«. Harper und Row, Philadelphia,1986 b, 395-400.

Nieschlag, E.: Vasektomie – pro und contra. Dtsch. med. Wschr. 112, 1107-1109 (1987).

Nieschlag, E.: Stand der Entwicklung der hormonellen Kontrazeption beim Mann. Speculum 2, 16-21 (1991).

Nieschlag, E., E. Michel, G. F. Weinbauer, »Preclinical and clinical trials with LHRH agonists and antagonists« In: Zatuchni,G.I., A.Goldsmith, J.M.Spieler, J.J.Sciarra (eds.), »Male contraception: Advances and future prospects«. Harper und Row, Philadelphia,1986, 369-375.

Nieschlag, E., G. F. Weinbauer, U. A. Knuth, »LHRH analogs and steroids for male fertility regulation« In: Diczfalusy, E., M. Bygdeman, (eds.), »Fertility regulation today and tomorrow«. Raven Press, New York, 1987, 233-247.

Nieschlag, E., H. M. Behre, A. F. Weinbauer, »Hormonal male contraception: A real chance?« In: Nieschlag, E., U. F. Habenicht (eds.), »Spermatogenesis, fertilization, contraception«. Springer Verlag, Berlin, 1992, 477-501.

Nieschlag, E., A. Lerchl, S. Nieschlag, et al.: Infoschrift des Instituts für Reproduktionsmedizin der Westfälischen Wilhelms-Universität, Münster. Münster, 1994.

Nieschlag, E. M. Behre (Hrsg.): Andrologie. Grundlagen und Klinik der reproduktiven Gesundheit des Mannes. Springer Verlag, Berlin, 1996.

Nikol, S., B. Höfling: Aktueller Stand der Gentherapie. Deutsches Ärzteblatt 93 , 1852-1860 (1996).

Nowak, K.: »Euthanasie« u. Sterilisierung im »Dritten Reich«. Vandenhoek & Ruprecht, Göttingen, 1984.

Pabst, R.: Vasektomie – Die Alternative des Mannes zur Geburtenkontrolle? Med. Klin. 72, 583-591 (1977).

Paulsen, C. A., »Androgen-progesteron combinations« In: Zatuchni,G.I., A.Goldsmith, J.M.Spieler, J.J.Sciarra (eds.): Male contraception: Advances and future prospects. Harper und Row, Philadelphia,1986, 300-303.

Peel, J., M. Potts: Textbook of contraceptive practice.Cambridge, University Press Cambridge, 1969.

Petersen, P.: Seelische Folgen nach endgültiger Kontrazeption. Deutsches Ärzteblatt 12, 695-701 (1978).

Petersen, P.: Seelische Folgen der Vasektomie. Sexualmedizin 6, 235-241 (1979).

Petersen, P.: Endgültige Fruchtbarkeitsverhütung in der Familienplanung. Münch. med. Wschr. 122, 557-559 (1980).

PETERSEN, P.: TRENNUNG VON FRUCHTBARKEIT UND GESCHLECHTLICHKEIT – RISIKO UND CHANCE. FORTBILDUNGSTAGE FÜR PRAKTISCHE SEXUALMEDIZIN IN HEIDELBERG.4. TAGUNG 1980. VERLAG MEDICAL TRIBUNE. S. 129-139.

Petersen, P. (Hrsg.): Sterilisation. G. Thieme Verlag, Stuttgart, 1981, S. 1-53 (P. Petersen), S. 54-80 (M. Wittchen), S. 83-103 (W. Heidenreich), S. 108-129 (S. Recksiek).

PETERSEN, P.: VASEKTOMIE AUS PSYCHOSOMATISCHER SICHT. VERHANDLUNGSBERICHTE DER DEUTSCHEN GESELLSCHAFT FÜR UROLOGIE. SPRINGER-VERLAG, BERLIN, 34. TAGUNG 1982, S. 442-446.

Petersen, P.: persönliche Mitteilung, 13.05.1993

Pincus, G.: The control of fertility. Academic Press, New York, 1965, S.187-196.

Pollack, A.E.: Vasectomy and prostate cancer. Association for Voluntary Surgical Contraception, New York. Adv. Contracept. 9(2), 181-186 (1993).

Population Reports: Vasectomy: New opportunities. Population Reports, Series D, No. 5, 1-23 (1992).

programmed® -Taschenbuch: Differenzierte Kontrazeption. G. Fischer Verlag, Stuttgart, 1980, S. 86-100.

Qian, S.Z.: Tripterygium wilfordii, a chinese herb effective in male fertility regulation.Contraception 36 , 335-345 (1987a).

Qian, S. Z., »Tripterygium wilfordii, a new lead in male fertility regulation« In: Diczfalusy, E., M. Bygdman, (eds.), »Fertility regulation today and tomorrow«. Raven Press, New York, 1987b, 217-232.

Qian, S.Z., Y. Xu, J.W. Zhang: Recent Progress in Research on Tripterygium: A Male Antifertility Plant. Contraception 51, 121-129 (1995).

Rabe, T., B. Runnebaum: Kontrazeption. Springer Verlag, Berlin, 1982, S. 182-185, 300-318.

Rabe, T., L. Kiesel, B. Runnebaum, »Future aspects in contraception: an overview« In: Rabe, T., L. Kiesel, B. Runnebaum (eds.), »Future aspects in contraception«. MTP Press Limited, Boston, 1985, 1-128.

Ringheim, K.: Factors that determine prevalence of use of contraceptive methods for men. Special Programme of Research, Development and Research Training in Human Reproduction, World Health Organization, Geneva, Switzerland. Stud. Fam. Plann. 24(2), 87-99 (1993).

Robertson, W.R.: An illustrated history of contraception. The Panthenon Publishing Group, Carnforth, England, 1990.

Rosenfeld, J.A., P.M. Zahorik, W. Saint, G. Murphy. Women's satisfaction with birth control. J. Fam. Pract. 36(2), 169-73 (1993).

Rost, K.L.: Sterilisation und Euthanasie im Film des »Dritten Reiches«. Matthiesen Verlag, Husum, 1987.

Roth, S., L. Hertle: Verursacht die Sterilisations-Vasektomie ein Prostatakarzinom? Deutsches Ärzteblatt 91, 588-589 (1994).

Rothmaler, Chr.: Sterilisation nach dem »Gesetz zur Verhütung erbkranken Nachwuchses« vom 14. Juli 1933. Matthiesen Verlag, Husum, 1991.

Rungby, J.A., H.B. Dahl, J. Krogh, E. Kvist: (Vasectomy: who regrets it and why?) Vasektomi: hvem har fortrudt og hvorfor? Ugeskr. Laeger. 156(16), 2377-80 (1994).

Schäfer, L., T. Schnelle: »Ludwik Flecks Begründung der soziologischen Betrachtungsweise in der Wissenschaftstheorie« In: Fleck, L.: Entstehung und Entwicklung einer wissenschaftlichen Tatsache. Suhrkamp Taschenbuch Verlag, Frankfurt am Main, 1980, S.VII-XLVII.

Schiebler, T.H., U. Peiper, Fr. Schneider: Histologie. Springer Verlag, Heidelberg, 1986, S. 328-342, 556-577.

SCHILL, W.-B.: AKTUELLER STAND DER KONTRAZEPTION BEIM MANN. FORTBILDUNGSTAGE FÜR PRAKTISCHE SEXUALMEDIZIN IN HEIDELBERG.4. TAGUNG 1980. VERLAG MEDICAL TRIBUNE. S. 173-185.

Schirren, C.: Neue Ergebnisse der Andrologie. Springer Verlag, Berlin, 1965.

Schirren, C.: Einführung in die Andrologie. Wissenschaftliche Buchgesellschaft, Darmstadt, 1977, S. 106-115.

SCHIRREN, C. : EINFÜHRUNG. VERHANDLUNGSBERICHTE DER DEUTSCHEN GESELLSCHAFT FÜR UROLOGIE. SPRINGER-VERLAG, BERLIN, 34. TAGUNG 1982, S. 433-434.

Schirren, C.: Was ist dran an der Pille für den Mann? Ärztliche Praxis Nr. 69, 1857 (1984).

Schirren, C.: Praktische Andrologie. 3. überarb. Aufl., Hamburg 1987, S. 98-99.

SCHIRREN, C.: GESCHICHTE DER ANDROLOGIE IN DER DERMATOLOGIE. IN: ANDROLOGIA VOLUME 21, SUPPLEMENT 1/1989.

Schirren, C., J. Frick, W. B. Schill: Fortschritte der Reproduktionsmedizin und Reproduktionsbiologie. Grosse Verlag, Berlin, 1990, S. 130-131 (P. Carl, W. B. Schill), S. 132-140 (C. Schirren).

Schmuhl, H.-W.: Rassenhygiene, Nationalsozialismus, Euthanasie, 2. durchgesehene Aufl.. Vandenhoeck & Ruprecht, Göttingen, 1992.

Schneider, H. P. G.,C. Lauritzen, E. Nieschlag: Grundlagen und Klinik der menschlichen Fortpflanzung. de Gruyter Verlag, Berlin, 1988, S.289 und S. 940-941 (C. Lauritzen).

Schneider, H. P. G.: Sexualmedizin, Infertilität, Familienplanung, 2. Aufl.. Urban & Schwarzenberg, München, 1989, S. 335-351 (U. A. Knuth, E. Nieschlag).

Schnürle, U.: Vasektomie u. Refertilisierung, 2. Aufl.. Mabuse Verlag, Frankfurt a. M., 1991, S. 7-56.

Schürmeyer, TH., U. A. Knuth, L. Belkien, E. Nieschlag: Reversible azoospermia induced by the anabolic steroid 19-nortestosterone. Lancet i: 417-420, (1984).

SCHULTZE-SEEMANN, F.: GESCHICHTE DER DT. GESELLSCHAFT FÜR UROLOGIE (1906 -1986). BERLIN, 1986.

Segal S. J.: Contraceptive research: A male chauvinist plot? Family Planning Perspectives Bd. 4, 3 , 21-25 (1972).

Sidney, S., C. P. Quesenberry, Jr, M. C. Sadler, H. A. Guess, E. G. Lydick, E. V. Catollica: Vasectomy and the risk of prostate cancer in a cohort of multiphasic health-checkup examinees. Cancer Causes and Control 2, 113-116 (1991).

Silber, S. J.: Vasectomy and vasectomy reversal. Fertil. Steril. 29; 125-140 (1978).

Silbernagl, S., A. Despopoulos: Taschenatlas der Physiologie. G.Thieme Verlag, Stuttgart, 1983.

Sökeland, J.: Urologie, 10. überarb. Aufl.. G. Thieme Verlag, Stuttgart, 1987, S. 142, 345.

Sökeland, J.: Andrologie: Eine interdisziplinäre Aufgabe, ein operativer Schwerpunkt in der Urologie. Deutsches Ärzteblatt 90, 205 (1993).

Stegner, H. E.: Gynäkologie und Geburtshilfe, 4. Aufl.. Ferd. Enke Verlag, Stuttgart, 1986, S. 110 – 120.

STÖHRER, M.: OPERATIVE KONTRAZEPTION BEIM MANN. FORTBILDUNGSTAGE FÜR PRAKTISCHE SEXUALMEDIZIN IN HEIDELBERG. 1. TAGUNG 1976. VERLAG MEDICAL TRIBUNE. S. 210-214.

Sulke, J., B. Schroer: Operative Behandlungsmöglichkeiten in der Andrologie. Deutsches Ärzteblatt 90, 206-209 (1993).

Swanson, J., K.A. Forrest (Hrsg.): Die Sexualität des Mannes. Deutscher Ärzte Verlag, Köln, 1987, S. 172-176 (L. Diller), S. 200-210 (B. M. Rappaport), S. 211-222 (S. D. Mumford), S. 223-226 (W. J. Bremner).

Taubert, H. D., H. Kuhl: Kontrazeption mit Hormonen. G. Thieme Verlag, Stuttgart, 1981, S. 312-323.

Teichmann, A. T.: Kontrazeption. Wissenschaftliche Verlagsgesellschaft mbH, Stuttgart, 1991, S. 201-203, 207-211.

Thon, W. F., C. G. Stief, U. Jonas: Vasektomie: Kleiner Eingriff – große Folgen. Urologe A 31, 55-57 (1992).

Vanscheidt, E. u. W.: Männliche Sexualität, Fruchtbarkeit und Potenz. Birkhäuser Verlag, Basel, 1989.

Vasterling, H. W., »Kontrazeption durch den Mann« In: Kepp, R, H. Koester (Hrsg.), »Empfängnisverhütung aus Verantwortung«. G. Thieme Verlag, Stuttgart, 1968, 105-113.

Völter, D.: Kompendium der Urologie, 2. neubearb. u. erw. Aufl.. G. Fischer Verlag, Stuttgart, 1984, S. 162.

VOGT, H.-J.: KONTRAZEPTION AUS ANDROLOGISCHER SICHT. FORTBILDUNGSTAGE FÜR PRAKTISCHE SEXUALMEDIZIN IN HEIDELBERG. 1. TAGUNG 1976. VERLAG MEDICAL TRIBUNE. S. 205-209.

Volk und Gesundheit: Heilen u. Vernichten im Nationalsozialismus: Begleitbuch zur gleichnamigen Ausstellung im Ludwig-Uhland Institut f. Empir. Kulturwiss. d Univ. Tübingen, 3. Aufl..Mabuse Verlag, Frankfurt/M., 1988.

Wagenknecht, L. V.: Operative Möglichkeiten der Refertilisierung beim Mann. Münch. med. Wschr. 122, 549-552 (1980).

Wagenknecht, L. V.: »Mikrochirurgische Refertilisation nach Sterilisation beim Mann«. Pro Familia Magazin 4, 15-18 (1989).

Wagenknecht, L. V.: Vasektomie aus urologischer Sicht. Verhandlungsberichte der Deutschen Gesellschaft für Urologie. 34. Tagung 1982. Springer-Verlag, Berlin, S. 447-450.

Wagenknecht, L. V.: Wann ist die Vasoresektion indiziert? Sexualmedizin 8, 347-352 (1991).

Wagner-Roos, L.: Keine Lobby für die »Männerpille«. Fokus (1993) Heft 4, 94-95.

Waites, G. M. H., »Post-testicular antifertility methods« In: Diczfalusy, E., M. Bygdeman (eds.), »Fertility regulation today and tomorrow«. Serono Symposia, Raven Press, New York, 1987, 247-264.

Waller, D. P., Xin-yi Niu, K. Inchull, »Toxicology and mechanism of action of gossypol« In: Zatuchni,G.I., A.Goldsmith, J.M.Spieler, J.J.Sciarra (eds.), »Male contraception: Advances and future prospects«. Harper und Row, Philadelphia,1986, 183-200.

Weingart, P., J. Kroll, K. Bayertz: Rasse, Blut und Gene: Geschichte der Eugenik und Rassenhygiene in Deutschland. Suhrkamp Verlag, Frankfurt am Main, 1992.

Weissauer, W.: Die Vasektomie aus juristischer Sicht. Verhandlungsberichte der Deutschen Gesellschaft für Urologie. Springer-Verlag, Berlin, 34. Tagung 1982. S. 435-441.

Wille, R., H. Wand: Forensische und sexualmedizinische Aspekte der Sterilisationsvasektomie und der Kastration. Verhandlungsberichte der Deutschen Gesellschaft für Urologie. 36. Tagung 1984, Springer-Verlag, Berlin, S. 504-505.

WHO: Special Programme of Research, Development and Research Training in Human Reproduction. Eighth Annual Report. World Health Organization, Geneva, 1979, S. 84-86, 101.

WHO: Special Programme of Research, Development and Research Training in Human Reproduction. Ninth Annual Report. World Health Organization, Geneva, 1980a, S. 90.

WHO: Acceptability of Drugs for Male Fertility Regulation. Task Force on Psychosocial Research in Family Planning. Contraception 21,121-134 (1980b).

WHO: Special Programme of Research, Development and Research Training in Human Reproduction. Tenth Annual Report. World Health Organization, Geneva, 1981, S. 83-86.

WHO: Special Programme of Research, Development and Research Training in Human Reproduction. Fourteenth Annual Report. World Health Organization, Geneva, 1985, S.72-86,125-131.

WHO: Special Programme of Research, Development and Research Training in Human Reproduction. Biennial Report (1986-1987). World Health Organization, Geneva, 1988a, S.199-223.

WHO:Technical and Managerial Guidelines for Vasectomy Services. World Health Organization, Geneva, 1988b.

WHO: Special Programme of Research, Development and Research Training in Human Reproduction. Biennial Report (1988-1989). World Health Organization, Geneva, 1990, S. 29-34.

WHO, Special Programme of Research, Development and Research Training in Human Reproduction. Annual Technical Report 1990. World Health Organization, Geneva, 1991, S.71-83.

WHO, World Health Organization, Geneva, Switzerland: Contraceptive efficacy of testosterone-induced azoospermia and oligozoospermia in normal men. Fertil. Steril. 65(4), 821-9 (1996).

Wood, C., B. Suitters: A Fight for Acceptance. A History of Contraception. MTP Press, Aylesbury, 1970.

Wuttke-Gronenberg, W.: Medizin im Nationalsozialismus. Schwäbische Verlagsgesellschaft,Tübingen, 1980.

Xiao, B., »Chemical vas occlusion in the people´s republic of china« In: Diczfalusy,E.,M.Bygdeman (eds.), »Fertility regulation today and tomorrow«. Serono Symposia, Raven Press, New York, 1987, 265-274.

Zatuchni,G.I., A.Goldsmith, J.M.Spieler, J.J.Sciarra (ed): Male contraception: advances and future prospects. Harper und Row, Philadelphia,1986, vii.

Zhao, S.C.: Vas deferens occlusion by percutaneous injection of polyurethane elastomer plugs: clinical experience and reversibility. Contraception 41(5), 453-9 (1990).

Zilbergeld, B.: Männliche Sexualität, 6. Aufl.. Deutsche Gesellschaft für Verhaltenstherapie, Tübingen, 1986.

Publikationen verschiedener Disziplinen und Institutionen, die in der Untersuchung berücksichtigt wurden, die jedoch im Text teilweise nicht explizit zitiert wurden:

PRO FAMILIA:

FAMILIENPLANUNGS-RUNDBRIEF 11, 9 (1987), »VASEKTOMIE«.

FAMILIENPLANUNGS-RUNDBRIEF 3, 5 (1988), »KONTRAZEPTIVA FÜR MÄNNER«.

FAMILIENPLANUNGS-RUNDBRIEF 7, 3 (1988), »REFERTILISIERUNG NACH VASEKTOMIE«.

Familienplanungs-Rundbrief 7, 4 (1988), »Neues über die Pille für den Mann«.

Familienplanungs-Rundbrief 7, 6-7 (1989), »Sterilisation des Mannes« u. »Pillen, Implantate und Injektionen für den Mann«.

Familienplanungs-Rundbrief 11, 1-10 (1991), »Sterilisation des Mannes« u. »Die Pille für den Mann«.

Familienplanungs-Rundbrief 12, 1-3 (1991), »Hormonelle Kontrazeption beim Mann«.

Familienplanungs-Rundbrief 8, 7-8 (1992), »Hormonelle Kontrazeption für den Mann«.

Familienplanungs-Rundbrief 11, 7-8 (1992), »Kontrazeption des Mannes«.

Familienplanungs-Rundbrief 4, 1-3 (1993), »Vasektomie und Prostata-Krebs«.

Freudemann, A.: »Sterilisation als Verhütungsmethode – ein Denkanstoss«. Pro Familia Magazin 5, 28-29 (1991).

Männerspiegel (einmalige Ausgabe)(1980).

Marschner, R.: »Zur Sterilisation einwilligungsunfähiger Personen: Rechtslage und Reformdiskussion«. Pro Familia Magazin 4, 26-29 (1989).

Neumann, H.-G.: »Zum Stellenwert der irreversiblen Kontrazeption (Sterilisation) im Rahmen der Familienplanung der DDR«. Pro Familia Magazin 6, 20-21 (1987).

Pro Familia Magazin 3, 30 (1984), »Die Pille für den Mann – bald greifbar?«

Pro Familia Magazin 5, 17 (1985), »Ein Moped für 55 Sterilisationen«.

Pro Familia Magazin 4, 8-12 (1989), »Voraussetzungen und Kriterien«.

Pro Familia Magazin 4, 19-20 (1989), »Zwangssterilisation im Nationalsozialismus«.

Pro Familia Magazin 4, 30-31 (1989), »Sterilisation als Methode der Familienplanung (IPPF: Ergänzte Fassung)«.

Pro Familia Magazin 4, 34-35 (1989), »Grossbritannien: Sterilisation an erster Stelle«.

Pro Familia Broschüre. »Sterilisation«, 9. Aufl.. 1991.

Schweisheimer, W.: »Suche nach der Pille für den Mann«, Sexualpädagogik und Familienplanung 1, 19 (1982).

Walter, J.: »Zukunftsaspekte der Empfängnisverhütung«. Pro Familia Magazin 1, 23-25 (1985).

Walter, J.: »Überlegungen zur Sterilisation geistigbehinderter Menschen«. Pro Familia Magazin 1, 6-8 (1990).

Verhandlungsberichte der Deutschen Gesellschaft für Urologie (Springer-Verlag, Berlin):

34. Tagung 1982: Schirren, C. : Einführung. S. 433-434, Weissauer, W.: Die Vasektomie aus juristischer Sicht. S. 435-441, Petersen, P.: Vasektomie aus psychosomatischer Sicht. S. 442-446, Wagenknecht, L. V.: Vasektomie aus urologischer Sicht. S. 447-450

36. Tagung 1984: Wille, R., H. Wand: Forensische und sexualmedizinische Aspekte der Sterilisationsvasektomie und der Kastration. S. 504-505

40. Tagung 1988: Brühl, P., R. Brandner: Somatische, psychologische und immunologische Auswirkungen der vikariierenden Sterilisation des Mannes. S.376-379

Andrologie:

Schickardi, S.: Die historische Entwicklung der Andrologie aus der Dermato-Venerologie in Deutschland. Dissertation, Hamburg, 1983

Praktische Sexualmedizin:

Fortbildungstage für praktische Sexualmedizin in Heidelberg. Verlag Medical Tribune. 1.Tagung (1976) bis 13. Tagung (1989).

1. Tagung 1976: Vogt, H.-J.: Kontrazeption aus andrologischer Sicht. S. 205-209, Stöhrer, M.: Operative Kontrazeption beim Mann. S. 210-214, Frick, V.: Psychosomatische Aspekte der Kontrazeption. S. 215-218

4. Tagung 1980: Schill, W.-B.: Aktueller Stand der Kontrazeption beim Mann. S. 173-185, Petersen, P.: Trennung von Fruchtbarkeit und Geschlechtlichkeit – Risiko und Chance. S. 129-139.

Gegenstandskatalog:

Gegenstandskatalog für das Studium der Medizin, Band 3 Gegenstandskatalog für den zweiten Abschnitt der Ärztlichen Prüfung, 3. Aufl. (aktuellste Aufl.). Weinheim, 1980, S. 119, 173, 180.